COCINA
ECO

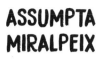

ASSUMPTA
MIRALPEIX

COCINA
ECO

—

**COMER BIEN,
GASTAR MENOS,
APROVECHAR MÁS**

—

Grijalbo

Primera edición: enero de 2018

© 2018, Assumpta Miralpeix
© 2018, Penguin Random House Grupo Editorial, S.A.U.
Travessera de Gràcia, 47-49. 08021 Barcelona

Printed in Spain – Impreso en España
Diseño: Penguin Random House Grupo Editorial
Maquetación: Roser Colomer

ISBN: 978-84-16895-43-4
Depósito legal: B-22.952-2017

Impreso en Gràficas 94, S. L.
Sant Quirze del Vallès (Barcelona)

DO95434

Penguin
Random House
Grupo Editorial

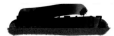

SUMARIO

INTRODUCCIÓN

Como presentación del libro quisiera hacer una reflexión sobre cómo han evolucionado la cocina y la alimentación desde mediados del siglo XX hasta la actualidad.

Después de la Segunda Guerra Mundial en Europa hubo una gran carencia de alimentos, y una de las medidas que tomaron los gobiernos fue dar facilidades para poderlos producir y así cubrir las necesidades básicas de la población. En los años sesenta, cubiertas ya dichas necesidades, se empezó a hacer una producción agroalimentaria de manera más estructurada; por ejemplo, en lugares como el sur de España y en otros países se construyeron invernáculos, gracias a los cuales todo el año se puede encontrar en el mercado una gran variedad de verduras, hortalizas y frutas.

También se construyeron las primeras granjas ganaderas de producción a gran escala, principalmente avícolas y porcinas, con lo cual estas carnes se pusieron al alcance de muchos más consumidores. Tanto han avanzado estos procesos productivos que la Unión Europea ha tenido que intervenir para unificar los criterios de producción y de control de calidad en los diversos países europeos.

Actualmente, con los mercados perfectamente abastecidos y en plena globalización, se ha entrado en una nueva etapa: verduras, hortalizas, frutas, carnes y pescados pueden llegar a nuestros mercados desde cualquier parte del mundo, y en cualquier época del año se puede comprar de todo. Este hecho en principio podría ser positivo, porque estabiliza los precios y permite tener una dieta más variada. Pero la realidad es otra: se está perdiendo el conocimiento de cuáles son las temporadas óptimas para consumir cada tipo de verdura, hortaliza o fruta, y con ello perdemos la oportunidad de comer los vegetales en su temporada, cuando son más sabrosos y económicos, y cuando tienen mayores propiedades nutricionales.

En la alimentación actual coexisten una gran variedad de opciones. Mientras los expertos en nutrición coinciden en afirmar que la dieta mediterránea es una de las más sanas para prevenir enfermedades cardiovasculares, los movimientos migratorios introducen nuevos productos y maneras de cocinar y de comer diferentes a las nuestras. Por otra parte, cada vez hay más personas que siguen dietas vegetarianas. Además, la población más joven se siente atraída por la alimentación de tipo *fast food*. Por una razón o por otra, está demostrado que cada vez se sigue menos la dieta mediterránea.

A pesar de que tenemos más información sobre los alimentos, cómo conservarlos, cómo manipularlos y cómo cocinarlos, esto no significa que comamos mejor que las generaciones anteriores. Tener a nuestro alcance tanta información a menudo puede confundirnos y plantearnos dudas. ¿Por qué encontramos opiniones tan diversas? ¿Quién está diciendo la verdad? Las razones pueden ser muchas. Cierto es que el consumismo llega a influir en nuestra manera de comprar, con lo cual también influye en la manera como comemos.

Una parte importante de consumidores opta por comer una gran variedad de alimentos todo el año. Otros consumidores reivindican los alimentos de proximidad («km 0»), de mejor calidad tanto gustativa como nutricional, pero generalmente de mayor coste económico (porque son cultivos reducidos). También hay una gran demanda de alimentos ecológicos, producidos de manera tradicional; estos deben llevar un sello que los acredita como ecológicos y son más caros porque en su proceso productivo no intervienen elementos que puedan dañar el medio ambiente.

Algunos alimentos se ofrecen como «naturales». Puede tratarse de una estrategia de *marketing*. Hay que ir con cuidado al comprarlos porque en realidad esta palabra se usa para llamar la atención de los consumidores sobre alimentos que a veces han sido totalmente procesados. Hay procesos simples, como la cocción o la pasteurización de la leche fresca, y procesos complejos, como los que sufren los cereales que encontramos en el mercado. Hay cereales más procesados que otros, pero lo cierto es que todos los cereales que se consumen han tenido que ser sometidos a una serie de procesos para hacerlos comestibles, pues el aparato digestivo de los humanos no está preparado para digerir cereales crudos. Esto no significa que no sean sanos, sino que deben estar procesados para que sean aptos para el consumo humano.

En los últimos tiempos la manera de cocinar ha cambiado mucho. Para algunas personas cocinar es un *hobby*, y lo hacen cuando les apetece. Para otras, la cocina es un arte, pero es un arte difícil de practicar diariamente porque el tiempo que se tiene es limitado y porque generalmente este tipo de cocina es más cara. También hay quienes consideran que cocinar de manera cotidiana no les resulta fácil, y puede llegar a convertirse en una obligación poco agradable. Para otros, cocinar y comer sano no es una prioridad y prefieren consumir alimentos precocinados o comer fuera de casa, aunque solo sea para no tener que limpiar la cocina.

Este libro es un manual de cómo preparar platos que sean fáciles, sabrosos, sostenibles, sanos y equilibrados. Se divide en dos partes: la primera consta de varios capítulos cuyo propósito es ofrecer unas nociones de lo que son los alimentos, cuáles son sus propiedades nutricionales, lo que se debe tener en cuenta en el momento de hacer la compra, las distintas maneras de conservarlos y cómo las cocciones pueden modificarlos. En la segunda parte se ofrece una gran variedad de recetas que están al alcance de todo el mundo, con ingredientes fáciles de encontrar en los mercados y accesibles en cuanto al coste, con elaboraciones sencillas e ideas para reciclar los restos que sobren.

No hay que olvidar que seguir una dieta sana y equilibrada es la primera medicina preventiva para tener un buen estado de salud.

LA ALIMENTACIÓN ACTUAL: ERRORES Y MITOS

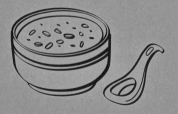

Actualmente se ha alargado la esperanza de vida de las personas, en parte gracias a una alimentación adecuada que favorece un estado de salud óptimo. Es por esta razón por lo que los profesionales de la medicina tradicional o alternativa especializados en alimentación y nutrición recomiendan y pautan maneras de alimentarnos para mejorar y mantener nuestra salud. También este es uno de los motivos por los que en la sociedad actual aumenta el interés por la alimentación y la nutrición. Un interés que es bueno si no es obsesivo; en este caso podría llegar a ser peligroso y afectar muy negativamente.

El interés es tanto que incluso cocineros muy reputados opinan sobre cómo se debe comer, una situación absurda, porque cuando vas a un buen restaurante de lo que se trata es de comer aquello que habitualmente no comes en casa o que nunca aparece en los menús de los bares de al lado de donde trabajas. También los medios de comunicación, como televisión, radio o prensa, dedican programas o escriben sobre el tema. Porque en la sociedad actual vivimos sensibilizados con lo que comemos y cómo comemos, y nos interesa. Por este motivo en ocasiones se especula.

Como en todo, la mayoría de las veces ni los expertos se ponen de acuerdo entre ellos, lo cual genera una gran confusión. Al final, las desorientadas son aquellas personas que no saben quién tiene la razón. Y es difícil saberlo porque el exceso de información da lugar a desinformación. Cuando se llega a este punto, lo mejor es seguir un criterio, el que se adapte mejor al estilo de vida de cada persona o familia.

La sociedad actual muchas veces se guía por las tendencias de moda, que rigen todos los aspectos de nuestra vida, incluso la alimentación. Nuestra manera de comer ha cambiado a lo largo del tiempo, pero desde hace unos años el cambio ha sido mucho más radical debido a la globalización. Uno de los grandes cambios en los hábitos alimentarios se produjo a finales del siglo XIX con la Revolución Industrial. Fue un periodo en que una parte importante de mujeres se incorporaron al mundo laboral (sobre todo en fábricas textiles o como jornaleras en el campo). Sus horarios laborales eran de unas 10 horas diarias. Fue entonces cuando se tuvo que adaptar el trabajo doméstico para compaginarlo con los horarios laborales. Este es uno de los factores importantes que han propiciado el cambio de los hábitos alimentarios de una gran parte de la sociedad industrializada; otro sería, sin duda alguna, la globalización. Actualmente, en cada vez más hogares los trabajos de la casa se hacen de forma compartida, y cocinar es algo que interesa tanto o más a los hombres que a las mujeres, aunque solo sea el fin de semana.

En este cambio también influyen otros factores, como los que utiliza la publicidad para inculcar a una gran parte de la sociedad el consumo de unos alimentos procesados (preparados industrialmente) que por lo general llevan aditivos y sobre todo azúcares añadidos. En estos momentos ya hay especialistas de la alimentación y pediatras que están preocupados por el incremento del consumo de bebidas azucaradas, especialmente en la población infantil, y que creen que dicho consumo debe restringirse, porque son factores que potencian la obesidad infantil y la diabetes B prematura.

CÓMO SE ADQUIEREN LOS HÁBITOS ALIMENTARIOS

Los hábitos alimentarios de cada persona están condicionados por su entorno, su estilo de vida y sus raíces familiares y culturales. Tener unos buenos hábitos alimentarios es fundamental para la salud. Estos se empiezan a adquirir, sin ninguna duda, ya en la infancia, cuando el niño es progresivamente introducido al sistema alimentario de los adultos y va probando poco a poco una gran variedad de alimentos. Por este motivo es tan importante la educación alimentaria que se adquiere en la infancia. No obstante, a lo largo de los años los gustos van cambiando, se van incluyendo en la dieta nuevos alimentos y nuevas maneras de prepararlos. Por ejemplo, es muy difícil que a un niño de tres años le guste el pimiento crudo o un carpaccio de carne o pescado; en cambio, es posible que cuando sea una persona adulta sí le guste.

Es imprescindible ser consciente de la necesidad de seguir una dieta variada ya desde la infancia, porque la alimentación equilibrada es salud a largo plazo. Una alimentación desequilibrada, como son los excesos de determinados alimentos, puede repercutir a la larga en la salud con enfermedades metabólicas tan características como la obesidad, la cual puede provocar el desarrollo de otras enfermedades, por

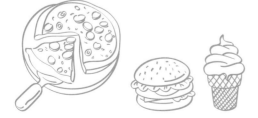

ejemplo, problemas circulatorios y cardiovasculares, así como el aumento del colesterol y los triglicéridos, o hacer que se manifieste la diabetes B. Esto no quiere decir que una persona delgada esté libre de padecer estas enfermedades, pero generalmente están más predispuestas a ellas las personas que tienen sobrepeso u obesidad.

!!! IMPORTANTE: Se debe confiar en toda aquella información sobre salud y alimentación, sea escrita, radiofónica, televisiva, hecha y acreditada por especialistas en la materia, y que tenga una base científica y específica, certificada por universidades o centros de estudio e investigación acreditados. Con las demás informaciones conviene tener precaución, porque lo más probable es que no sean fiables o bien que sean especulativas y tendenciosas. También hay que ser muy selectivo y tener las mismas precauciones con la información que se encuentra en internet.

¿QUÉ NECESITA NUESTRO CUERPO?

El cuerpo necesita alimentarse bien para cubrir todas sus necesidades nutricionales. De esta manera el estado físico y psíquico de las personas será óptimo. Es importante saber que no es igual alimentarse que nutrirse:

⇒ Alimentarse es la acción de comer.
⇒ Nutrirse es el proceso por el cual el organismo aprovecha parte de esta alimentación.

No todas las personas necesitamos la misma cantidad de alimentos para estar bien nutridos. El desgaste físico desempeña un papel sustancial cuando se trata de determinar las necesidades: no es lo mismo hacer un trabajo sedentario, aunque sea muy agotador psicológicamente, que trabajar en el campo o de albañil, ya que el esfuerzo físico implica un desgaste energético que es necesario cubrir mediante la alimentación.

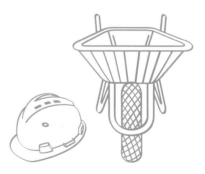

Los alimentos están compuestos de nutrientes. De ellos tres nutrientes que nos dan calor y energía son los nutrientes calóricos:

➡ proteínas (1 g de proteínas = 4 kcal)
➡ glúcidos o carbohidratos (1 g de glúci-dos = 4 kcal)
➡ lípidos o grasas (1 g de lípidos = 9 kcal)

Hay otros tres nutrientes que son necesarios, pero que no son energéticos:

➡ vitaminas
➡ elementos minerales
➡ agua

La combinación de estos nutrientes hará que la dieta sea variada y a la vez equilibrada. Si eliminamos alguno de estos nutrientes, nuestra dieta no será ni variada ni equilibrada.

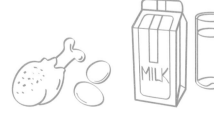

QUÉ SON LOS NUTRIENTES Y CUÁL ES SU FUNCIÓN

Según la función que realicen en nuestro organismo, los nutrientes se pueden clasificar en:

➡ **Energéticos:** Proporcionan energía. Son las grasas o lípidos, los glúcidos o hidratos de carbono y las proteínas.
➡ **Plásticos:** Tienen las funciones de formación y reparación. Son las proteínas y algunos elementos minerales.
➡ **Reguladores:** Controlan los procesos metabólicos. Son las vitaminas, algunos elementos minerales y el agua.

NUTRIENTES ENERGÉTICOS
PROTEÍNAS
Las proteínas pueden ser de procedencia animal o de procedencia vegetal.

La principal función de las proteínas es estructural, ya que forman parte de las membranas celulares de los órganos y tejidos del cuerpo. Por lo tanto, las proteínas son las constructoras y reparadoras de dichas membranas y tejidos. También tienen una función energética, 1 g de proteínas aporta 4 kcal.

Las proteínas están formadas por aminoácidos. Una parte de estos aminoácidos también nos aportan energía.

Las proteínas animales proceden de:
• todo tipo de carnes

- leche y sus derivados (excepto la mantequilla y la crema de leche)
- huevos
- todo tipo de pescados y mariscos

Las proteínas vegetales proceden de:
- cereales (trigo, arroz, maíz…)
- tubérculos (patatas, boniatos…)
- legumbres (lentejas, judías, garbanzos, habas…)

Las necesidades proteicas del cuerpo humano están entre el 12 y el 15 % del total de nuestra alimentación diaria. Este porcentaje de proteínas debería ser del 50 % de procedencia animal y 50 % de procedencia vegetal.

GLÚCIDOS

Los glúcidos o carbohidratos son sustancias energéticas importantes para el organismo. Se encuentran mayoritariamente en los vegetales. No obstante, también los hay de procedencia animal, como los que contiene la leche. Constituyen la fuente básica de energía en nuestra alimentación. Su aportación energética es por 1 g de carbohidratos 4 kcal.

Los glúcidos o carbohidratos pueden ser:

➡ **Simples** (monosacáridos), de absorción rápida, es decir, los que son asimilados rápidamente por el riego sanguíneo:
- azúcar refinado
- miel
- dulces
- bollería y pastelería

➡ **Complejos** (disacáridos y polisacáridos), de absorción lenta, o sea, los que necesitan un proceso de asimilación para ser absorbidos por el riego sanguíneo:
- cereales
- legumbres
- tubérculos
- frutos secos (almendras, nueces, avellanas…)

Como ya se ha dicho anteriormente, la función de los glúcidos es energética, del 50 al 60 % de la energía total que proporciona la alimentación ha de ser suministrada por los glúcidos o hidratos de carbono.

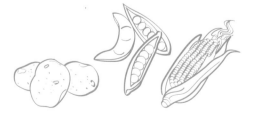

LÍPIDOS

Los lípidos son nutrientes que constituyen las materias grasas vegetales o animales y proporcionan una gran cantidad de energía en muy poco volumen. Este es el motivo por el que su contenido energético es tan elevado, 1 g de lípidos nos aporta 9 kcal.

Los lípidos forman parte de un grupo de nutrientes muy heterogéneo. Se distinguen los ácidos grasos saturados y los ácidos grasos insaturados.

Los ácidos grasos saturados son mayoritariamente de procedencia animal y son los que más se deben controlar, ya que pueden incidir en nuestra salud aumentando el colesterol y los triglicéridos.

La mayoría de los ácidos grasos insaturados son de procedencia vegetal y son buenos antioxidantes (favorecen el buen tránsito sanguíneo).

➡ Los **ácidos grasos saturados** (grasas de procedencia animal) se encuentran en:
- la mayoría de las grasas de procedencia animal (ternera, cordero, pollo…)
- charcutería
- mantequilla
- manteca
- leche y sus derivados (quesos y yogures)
- pastelería y bollería industrial

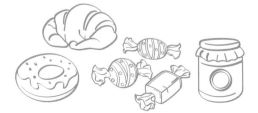

➡ Los **ácidos grasos insaturados** (la mayoría de ellos son de procedencia vegetal) son de dos tipos, y se encuentran en:

Monoinsaturados:
• aceite de oliva como el más representativo.

Poliinsaturados:
• aceites de semillas en general
• pescado azul
• frutos secos (avellanas, almendras...)

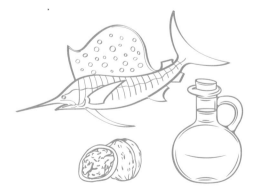

Para cubrir nuestras necesidades energéticas necesitamos de un 30 a un 33 % de grasas en nuestra alimentación. Las grasas proporcionan más sensación de saciedad que el resto de los nutrientes.

Se recomienda un consumo moderado de lípidos debido a su alto valor energético, a pesar de que tienen unas funciones organolépticas muy interesantes, por ejemplo, hacen que sean más apetecibles los platos o mejoran la textura de la carne, y son un buen conservante.

NUTRIENTES NO ENERGÉTICOS

Los nutrientes no energéticos (vitaminas, elementos minerales, agua) no dan energía, por lo tanto, no engordan, y se complementan con los nutrientes calóricos.

VITAMINAS

Las vitaminas son micronutrientes indispensables para nuestro cuerpo. Como el organismo no es capaz de crearlos, deben ser aportados forzosamente por la alimentación. Actúan en cantidades muy pequeñas y son muy sensibles al calor, a la luz y la humedad.

Las vitaminas se clasifican en dos grupos según su solubilidad:

➡ **Vitaminas hidrosolubles** (se disuelven en agua): la B_1, la B_2, la B_3 o factor PP, la B_6, la B_{12}, la C y el ácido fólico.
➡ **Vitaminas liposolubles** (se disuelven en grasas): la A, la D, la E y la K.

ELEMENTOS MINERALES

El organismo humano necesita la aportación de diversos elementos minerales como nutrientes esenciales, indispensables para el cuerpo. Los minerales a pesar de que no tienen ninguna función energética deben suministrarse en cantidades suficientes mediante una alimentación variada.

Constituyen este grupo de nutrientes elementos como el calcio, el hierro, el yodo, el magnesio o el sodio. Aunque no suministran energía al organismo, tienen importantes funciones reguladoras (como el sodio), además de una función plástica (como el calcio y el yodo), ya que forman parte de la estructura de muchos tejidos, como los de los huesos.

AGUA

El agua, desde el punto de vista químico, es una sustancia inorgánica compuesta de hidrógeno y oxígeno (H_2O).

El agua es esencial para la vida humana, se la considera un nutriente, y como tal se encuentra en más o menos cantidad en la composición de todos los alimentos que se consumen, excepto el aceite y el azúcar.

El agua, como nutriente, no es energético, es decir, no aporta calorías a nuestro organismo.

Si bien es cierto que casi todos los alimentos llevan agua en su composición, el cuerpo humano necesita entre un litro y medio y dos litros de agua diarios adicionales.

La necesidad de beber agua aumenta cuando hace calor o se realiza un esfuerzo físico, ya que una parte del agua que contiene el cuerpo se pierde con la transpiración. No obstante, la mayor parte se elimina por la orina.

El agua se puede beber antes, durante o después de las comidas, porque no provoca efectos adversos.

El agua no engorda ni adelgaza. Si se bebe en exceso, la consecuencia será la necesidad de ir al servicio más frecuentemente.

En el mercado se encuentran aguas embotelladas procedentes de una gran diversidad de manantiales. Cada una de estas aguas tiene características organolépticas diferentes, principalmente de sabor.

Tampoco son iguales todas las aguas del grifo. Lo que hay que tener claro es que tanto el agua embotellada como la del grifo son aptas para cubrir nuestras necesidades.

Las aguas gasificadas pueden ser naturales o con gas añadido. Estas aguas son más ricas en minerales, principalmente en sodio.

FIBRA

Las fibras son carbohidratos complejos no digeribles, lo cual significa que, en su mayor parte, el cuerpo no las asimila y las expulsa. Se encuentran en las paredes superficiales de los vegetales.

Los principales efectos de la fibra:
- Aumenta el volumen y ablanda las heces, cosa que favorece la defecación.
- Aumenta la velocidad del tránsito intestinal.
- Aumenta la sensación de saciedad.

Hay quien considera que la fibra no es un nutriente, porque el organismo es incapaz de asimilar la mayor parte. No obstante, las investigaciones más recientes sobre la función de la fibra en nuestro cuerpo indican que una parte muy pequeña sí se asimila y tiene una función energética. Nutriente o no nutriente, lo cierto es que tiene una gran importancia para el buen funcionamiento del tránsito intestinal.

!!! IMPORTANTE: Estas son a grandes rasgos las principales funciones de los nutrientes, y como ya se ha dicho anteriormente, en una alimentación variada, equilibrada y adaptada a nuestras necesidades energéticas no puede haber ninguna carencia nutricional.

MITO

Algunas personas relacionan la calidad del alimento con el precio del mismo, y esto es un error. Es bueno comer carne, pero también es necesario comer verduras y frutas, y muchas veces cuesta aceptar este hecho por la sencilla razón de que el coste de la carne es más elevado que el de las verduras y las frutas. O bien, es muy bueno el rape, pero también es muy saludable la sardina, aunque el precio del uno y la otra no tengan nada que ver.

NO CONFUNDIR NATURAL CON ECOLÓGICO

Hay quien cree que la etiqueta de «natural» que se añade a ciertos alimentos es símbolo de calidad. Conviene saber que la calificación de «natural» puede recibirla un gran número de alimentos procesados. Las industrias alimentarias hacen uso de la palabra «natural» como reclamo para vender más productos. Generalmente, «natural» significa sin aditivos, o, que se han cultivado los alimentos con un sistema tradicional.

Los alimentos llamados «naturales» no deben confundirse con los alimentos ecológicos, que son aquellos con los cuales se han utilizado procesos no agresivos para el medio ambiente y que se practican en la agricultura y la ganadería, tanto en la reproducción como en la crianza.

Los alimentos a los que se da dicha denominación inicialmente no tienen más ni mejores propiedades nutricionales que los demás, pero es cierto que debido a su sistema de cultivo o crecimiento tienen unas características organolépticas distintas que mejoran sin duda el sabor y la textura de los alimentos. Lo más importante es que no se han manipulado genéticamente, ni se les han añadido elementos químicos, ni han sufrido ningún tipo de manipulación aplicando tecnologías agresivas.

El motivo de que estos alimentos sean más caros que los otros es debido a que su proceso de reproducción, crecimiento o producción es mucho más lento; por ejemplo, un pollo de granja se puede sacrificar a los tres meses, mientras que un pollo de corral necesita como mínimo de seis a ocho meses.

Los alimentos vegetales ecológicos deben llevar un distintivo totalmente regulado que los identifica y certifica que para el cultivo, crecimiento o producción de estos alimentos se han usado productos no agresivos ni para el medioambiente ni para el hombre.

Los alimentos de origen animal se rigen según los mismos criterios, excepto los procedentes de animales de gran tamaño que se venden troceados. En este caso el comercio debe tener a la vista del cliente información sobre la procedencia y el distintivo que acredita la crianza ecológica del animal.

ALIMENTOS LIGHT

Se llaman «alimentos light» aquellos que han sido totalmente procesados para que su valor energético se reduzca como mínimo en un 30 %, es decir, para que tenga el 30 % menos de calorías que el producto de origen, lo cual no significa que no aporten calorías. Y es evidente que están más tratados y procesados para mantener al máximo sus propiedades organolépticas iniciales, y que generalmente contienen más aditivos alimentarios.

EL FAST-FOOD

El *fast-food* es el grupo de alimentos y comidas fáciles y rápidas de preparar y comer, también conocido como «comida basura». Estos alimentos generalmente son muy ricos en grasas saturadas que los hacen más apetecibles, pero no es recomendable abusar de ellos porque son poco saludables.

No obstante, este tipo de alimentos o comidas preparadas deben cumplir unos requisitos legales y sanitarios para hacerlos aptos para el consumo.

ALIMENTOS FUNCIONALES

Desde hace tiempo las industrias alimentarias han puesto a la venta alimentos tradicionales enriquecidos con nutrientes o micronutrientes de los cuales se conocen sus efectos beneficiosos para mantener un buen estado de salud. A estos alimentos se les llama «alimentos funcionales». Estos alimentos no sustituyen a los fármacos.

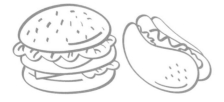

⚠ IMPORTANTE: Para tener una alimentación equilibrada, es imprescindible saber combinar los alimentos *procurando comer de todo y variado, pero sin exceso de ningún alimento*. De esta manera estamos haciendo una medicina preventiva para futuras enfermedades del sistema metabólico.

La alimentación debe ser adecuada a las necesidades de cada persona, que varían en función de la edad, el trabajo que realiza y el estado físico. Las necesidades de un adolescente no son las mismas que las de una persona adulta en pleno rendimiento laboral o las de una persona jubilada. El adolescente necesita más cantidad de alimentos porque se está desarrollando físicamente. En cambio, a partir de los cuarenta años las personas deben comer menos, aunque su actividad laboral sea la misma, el desgaste corporal empieza a disminuir y ya no es aconsejable comer tanto. Muchas personas, al llegar a esa edad, dicen: «Comiendo lo mismo que antes estoy aumentando de peso»; es normal que sea así, ya que a medida que una persona se va haciendo mayor, gasta menos energía basal, es decir, necesita menos energía para sus funciones mecánicas, como la respiración, la digestión, el funcionamiento de los órganos vitales, etcétera.

Para saber si una dieta es adecuada, hay que hacer lo siguiente: mantener el peso proporcional según la altura y la construcción ósea. También es importante hacerse análisis y que los resultados sean buenos. Con estas dos referencias y si el peso no oscila en más de dos o tres quilos, se sabe si la dieta que se está haciendo es o no la adecuada.

Alguna vez el cuerpo humano puede sufrir algún trastorno que provoque alteraciones en su funcionamiento, y a pesar de que la dieta sea adecuada, el metabolismo no responde; en estos casos, es el médico quien debe hacer un estudio y un diagnóstico para dar solución al problema lo más rápidamente posible.

No es aconsejable seguir regímenes, por ejemplo, de adelgazamiento, por iniciativa propia o por consejo de otras personas. Cuando hay un aumento de peso es muy importante ponerse en manos de un profesional, sea médico, sea dietista.

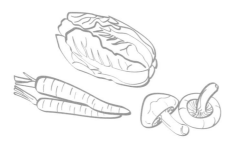

COSAS QUE DEBEMOS SABER SOBRE LA ALIMENTACIÓN

Los alimentos que llegan al consumidor deben estar en óptimas condiciones.

No hay alimentos buenos ni alimentos malos, lo que sí puede haber son intolerancias o alergias a uno o varios alimentos.

Los alimentos pueden ser básicos para ayudar a estabilizar algunos tipos de enfermedades. Aunque rara es la vez que tienen poder terapéutico, sí pueden contribuir a prevenir enfermedades.

Es recomendable que parte de las verduras y las hortalizas se coman crudas. Porque mantienen más cantidad de vitaminas, que quedan prácticamente eliminadas a altas temperaturas.

La fritura modifica el valor energético de los alimentos porque se incrementa su contenido en grasa. No obstante, si se hace correctamente, la fritura es un sistema de cocción integrable en una dieta normal, aunque no se debe abusar de ella.

COCCIÓN

Los microorganismos patógenos se destruyen a temperaturas altas, por lo tanto, la cocción mejora la calidad higiénica de los alimentos, pero al mismo tiempo destruye algunos nutrientes.

El calor provoca alteraciones al alimento, como la desnaturalización de las proteínas, y esto hace que sean más digeribles. También las grasas quedan modificadas.

AZÚCAR Y EDULCORANTES

El consumo excesivo de azúcar, sea refinado, sea moreno, no es sano, ni se contempla en una dieta equilibrada. El azúcar moreno no es más saludable ni engorda menos que el refinado. Tanto el uno como el otro deben consumirse con moderación.

La sacarina, como los demás edulcorantes, no supone un incremento calórico, simplemente sirve para endulzar otros alimentos.

La estevia, que es una planta, hay quien la considera un edulcorante más natural porque está menos procesado. Esto no es cierto, puesto que la planta ha tenido que ser transformada para ser comercializada.

ADITIVOS

Para que una sustancia pueda utilizarse como aditivo debe cumplir las condiciones higiénico-sanitarias exigidas por la Unión Europea; para utilizarlas como tales deben cumplir con ciertas condiciones: ser inocua, ser eficaz y ser necesaria.

A pesar de que los aditivos suelen generar desconfianza, hay unas pautas que rigen su uso, y que son las siguientes:
- No deben ser perjudiciales para la salud.
- No deben utilizarse para encubrir defectos de fabricación.
- Deben tener por objetivo evitar el deterioro de los alimentos y mejorar su capacidad de conservación.

La UE establece unas directrices relativas y aproximadas a las legislaciones de los estados miembros en relación con los siguientes aditivos:
- agentes colorantes
- agentes conservantes
- agentes antioxidantes
- agentes emulsionantes, espesantes y gelificantes
- agentes aromatizantes

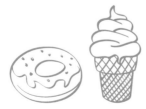

¿QUÉ NOS APORTAN LOS ALIMENTOS?

No todos los alimentos aportan el mismo tipo de nutrientes ni tienen el mismo potencial calórico, obviamente. Aquí hacemos una breve exposición de los diferentes alimentos y su valor nutricional.

LECHE

Según ciertas tendencias alimentarias, no es necesario que los adultos beban leche. Esto no es así. La leche es un alimento rico en calcio. El calcio de la leche, al ser de procedencia animal, nuestro cuerpo lo asimila mejor que el de procedencia vegetal. Es importante recordar que va muy bien para prevenir la descalcificación ósea.

Sin duda, el aporte de calcio es uno de los valores nutricionales más importantes de la leche, que es una fuente muy buena, tanto cuantitativa como cualitativamente, de este mineral.

En su composición nutricional se encuentran:
- proteínas de excelente valor biológico para la fabricación de nuevos tejidos celulares estructurales y plásticos
- lípidos o grasas mayoritariamente saturadas
- lactosa, un azúcar disacárido compuesto por glucosa y galactosa
- sales minerales, sobre todo calcio, pero también es significativo el fósforo
- vitaminas A, D y E
- agua, que es un 90 % de la composición de la leche

Leche entera: Con un mínimo de un 3,3 % de MG

Leche semidesnatada: Con un mínimo de entre el 1,5 y el 1,8 % de MG.

Leche desnatada: Con un mínimo de entre el 0 y el 0,5 % de MG

!!! IMPORTANTE: Cuando a la leche se le extrae parte de su materia grasa o toda ella, el resto de los nutrientes prácticamente no quedan modificados.

La leche puede contener nutrientes o micronutrientes añadidos, entre otros, calcio, fitoesteroles, omega 3 o fibra. Este tipo de leche forma parte de la familia de los alimentos *funcionales*.

El grado de aprovechamiento del calcio de la leche y sus derivados es más alto que el del calcio procedente de cualquier otro alimento de procedencia vegetal.

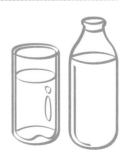

LECHES MODIFICADAS

Leche condensada: Puede ser entera o desnatada, con un 50% de reducción de su volumen y un alto contenido de azúcar añadido.

Leche evaporada: Es aquella a la que se ha extraído parte de su agua.

Leche en polvo: Es aquella a la que se ha extraído toda el agua que contenía. Puede ser entera o desnatada.

YOGURES Y LECHES FERMENTADAS

A partir de la leche, se hace una gran variedad de leches fermentadas con diferentes fermentos naturales o químicos.

El yogurt está elaborado con fermentos químicos, la leche fermentada con prebióticos y el kéfir con fermentos naturales. La composición nutricional del yogur es parecida a la de la leche.

En su composición nutricional se encuentran:
- proteínas de alto valor biológico
- grasas, en su mayor parte saturadas
- cantidades considerables de calcio y fósforo
- vitaminas A y D; vitaminas del grupo B, producidas por la fermentación
- lactosa (debido a la fermentación), en muy poca cantidad
- agua, en más o menos proporción según el proceso

Los yogures, leches fermentadas prebióticas y el kéfir actúan en la flora intestinal. Por ello las personas que están sometidas a tratamientos farmacológicos, como los antibióticos, deberían comerlos: no hay duda de que los efectos de dichos alimentos resultan beneficiosos, dado que ayudan a restablecer la flora intestinal.

Los fermentos hacen que los yogures o leches fermentadas sean más digeribles que la leche.

Actualmente en el mercado hay una gran variedad de leches fermentadas y de yogures, tanto naturales como desnatados.

IMPORTANTE: Cualquier ingrediente que se añada a los yogures o leches fermentadas ha de pasar por un proceso de tratamiento, para que no se modifiquen las características nutricionales de estos alimentos.

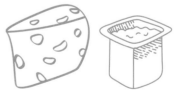

QUESOS

Según el proceso de elaboración varía su valor energético. Si es tierno o fresco contiene un porcentaje de agua elevado, motivo por el cual este tipo de queso es más bajo en grasas, pero su capacidad de conservación es muy corta. Cuanto más cremoso o seco sea el queso, más aumentará su valor energético, porque su concentración de grasas es más elevada. También aumentará la capacidad de conservación, porque al secarse el queso reduce la cantidad de agua que inicialmente contiene.

En su composición nutricional se encuentran:
- proteínas de alto valor biológico
- grasas, la mayor parte saturadas
- cantidades considerables de calcio y fósforo
- vitaminas A y D, y vitaminas del grupo B, producidas por el proceso de fermentación
- lactosa (debido al proceso de fermentación), en poca cantidad
- agua, en una proporción variable según el queso sea fresco, cremoso, semiseco o seco

!!! **IMPORTANTE**: Los quesos llamados «de régimen» también contienen grasa. Pueden llegar a tener entre un 25 y un 30 % de grasa en su composición, y así lo regula la UE. No obstante, lo más normal es que la cantidad sea de entre un 8 y un 15 %.

CARNE (BOVINA, OVINA, PORCINA Y ANIMALES DE CORRAL)

La carne se caracteriza por contener en su composición nutricional:
- proteínas
- grasas saturadas e insaturadas
- minerales, principalmente hierro
- vitaminas, principalmente del grupo B
- agua, en un 70 % aproximadamente

Cocer más o menos la carne no genera diferencias nutricionales importantes. Las diferencias son más bien organolépticas. No obstante, sí que puede variar el sistema de cocción las características nutricionales: no es lo mismo una carne hervida que una carne rebozada.

La carne se clasifica según la relación entre la grasa y el tejido conjuntivo. Hay tres clasificaciones: extra (como el filete), normal como el redondo e inferior como la papada. La categoría nada tiene que ver ni con la calidad ni tampoco con su valor nutritivo.

CARNE ROJA

Esta carne lleva en su composición un elevado contenido en proteína de alto valor biológico y hierro; es baja en grasa y también en agua, lo cual hace que sea de textura más dura.

POLLO Y AVES EN GENERAL

La mayor parte de la grasa total del pollo se concentra en la piel del animal, pero como se trata de grasa visible es fácil de quitar, de modo que se obtiene una carne más magra y baja en calorías. Los muslos y las alas también contienen grasa, pero esta ya es más difícil de sacar.

La piel del pollo puede ser una parte receptiva de sustancias no deseables, como contaminantes o agentes farmacológicos. Sin embargo, siempre que el pollo haya tenido una alimentación correcta y que cumpla las observaciones sanitarias establecidas, la piel no debe suponer ningún riesgo para el consumidor.

El resto de las aves poseen las mismas características nutricionales que el pollo respecto a la concentración de grasa, pero en algunas, como el pato, el porcentaje de grasa aumenta considerablemente.

CONEJO

La carne de conejo es muy parecida a la de las aves, en general se incluye en el grupo de las carnes avícolas. Debido a su bajo contenido de grasa y a que la que contiene es visible y fácil de retirar, se considera una de las mejores carnes. Se incluye en las dietas bajas en grasas.

EMBUTIDO

Contiene los mismos nutrientes que la carne, ya que es un derivado de esta. Aun así, es evidente que puede haber muchas variaciones.

Casi todos los embutidos son derivados del cerdo. Existe una gran variedad de embutidos, que se diferencian por el proceso de elaboración, el sabor y la textura. Es difícil hacer una valoración nutricional detallada de este grupo.

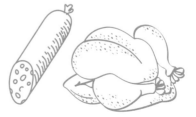

La calidad del embutido varía según su composición. Además de los ingredientes principales, que son generalmente carne y grasa, pueden llevar muchos otros ingredientes adicionales, como sal, azúcares, pimienta y otras especias, arroz, almidones y aditivos autorizados como conservantes, antioxidantes y colorantes.

Su contenido en grasa puede variar considerablemente, desde un 45% hasta un 75 %. Evidentemente, el porcentaje de grasa afecta a su valor energético.

Debido a su alta concentración de grasa saturada no es aconsejable consumir embutidos de forma habitual.

JAMÓN CURADO

El jamón curado tiene una composición nutricional parecida a la de la carne fresca, con la diferencia de que el porcentaje de agua es considerablemente más bajo y el contenido en sodio es más alto.

En el mercado existe una gran variedad de jamones curados que se distinguen según su proceso. Sin duda, uno de los mejores y más saludables es el jamón ibérico, porque la alimentación del cerdo es totalmente vegetal y esto hace que, si bien la carne contiene más grasa, en la composición nutricional el porcentaje de ácidos grasos poliinsaturados aumenta considerablemente. Además, gracias a su proceso de curación tradicional lleva muy poco sodio (sal).

JAMÓN COCIDO

El jamón cocido, igual que los embutidos, pese a que contiene los mismos nutrientes que la carne, ya que es un derivado, varía sus características nutricionales y organolépticas según el tipo de jamón. El jamón cocido extra no puede contener fécula (almidón) ni proteínas añadidas. El resto del jamón cocido puede contener cantidades variables de almidones.

Los productos denominados «fiambre de» pueden contener un máximo del 2 % de proteínas añadidas y un 8 % de almidón. Tanto el jamón cocido como el fiambre de jamón son ricos en proteínas y minerales.

La cantidad de grasas es ligeramente más baja que la de la carne gracias a su proceso de elaboración.

En caso de no llevar conservantes (fosfatos), se debe compensar la ausencia con un proceso de producción más agresivo para alargar el tiempo de conservación.

PESCADO Y MARISCO

La composición nutricional del pescado está formada por:

- proteína de igual calidad biológica que la de la carne
- minerales como el yodo, el fósforo o el calcio, que se encuentra en las espinas
- un porcentaje de agua elevado, por encima del 65 %
- ácidos grasos poliinsaturados omega-3, en el caso del pescado azul
- grasas saturadas, en algunas familias de pescados y mariscos

Hay diferentes familias de peces y crustáceos de los cuales nos alimentamos:

➡ **Pescado blanco:** Merluza, pescadilla, rape, lubina, lenguado, gallo, etc. Su composición se caracteriza por un inapreciable contenido en grasas.

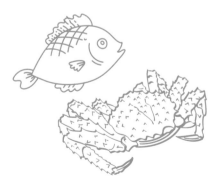

➡ **Pescado azul o graso:** Sardina, caballa, boquerón, atún, pez espada, trucha, salmón, jurel, etc. En la composición de esta familia de pescados, aparte de la proteína y las sales minerales, se encuentran las grasas poliinsaturadas que llevan los ácidos esenciales omega-3.

➡ **Cefalópodos:** Pulpo, calamar, sepia, etc. Este tipo de pescado presenta una composición nutricional como la de los anteriores, pero con un porcentaje bajo de grasas saturadas.

➡ **Marisco:** Gamba, cigala, langosta, langostino, etc. Este grupo se caracteriza por un contenido de proteína de gama alta, concentrada principalmente en la cabeza, donde se encuentra también una baja concentración de grasa saturada.

➡ **Moluscos:** Mejillón, almeja, berberecho, chirla, etc. Su valor calórico es muy bajo, ya que la grasa es inapreciable en su composición (excepto en los mejillones), y contienen un porcentaje elevado de agua y minerales.

Resulta difícil valorar si el pescado blanco es más saludable que el azul, o viceversa, puesto que cada uno tiene sus ventajas. Como ya se ha dicho anteriormente, del pescado blanco cabe destacar el bajo contenido en grasa, mientras que el pescado azul se caracteriza por una presencia elevada de ácidos grasos poliinsaturados omega-3, que inciden en la protección vascular, por lo tanto, en una dieta beneficiosa para las enfermedades cardiovasculares.

La diferencia entre el pescado fresco y el congelado es que varía el factor organoléptico (textura y sabor); no obstante, el valor nutricional tanto de uno como de otro depende de la aplicación culinaria.

En el marco de la dieta mediterránea, la tradición de comer pescado es excelente, y es aconsejable consumir pescado con frecuencia.

El pescado procedente de la acuicultura, si se cultiva correctamente, presenta una diferencia nutricional mínima con respecto al pescado de captura.

La diferencia principal entre el pescado de captura y el cultivado reside en el aumento de grasa del cultivado (entre un 15 y un 17 % del total de los ácidos grasos poliinsaturados omega-3). El aumento de dichos ácidos grasos depende de su alimentación.

Los palitos de cangrejo, croquetas y otros alimentos similares forman parte del grupo de productos transformados. Estos productos resultan interesantes para el consumidor porque son de bajo coste y prácticos, pues es fácil de conseguir con ellos deliciosos platos. Estos productos, totalmente procesados, son derivados de una gran variedad de pescados. Se elaboran con una base de pescado picado a la cual se le añade almidón, clara de huevo y sal para conseguir una textura parecida a la del marisco, y también potenciadores de sabor, entre otros aditivos.

HUEVOS

El huevo tiene mala fama: las leyendas dicen de ellos que aumentan el colesterol o que son muy calóricos. Esto no es cierto porque hay países donde es tradicional comerlos diariamente en el desayuno y no por ello su población tiene un mayor porcentaje de colesterol. Como mínimo se pueden comer dos por semana.

La clara en su composición de albúmina contiene únicamente:
• proteína de un alto valor biológico
• agua

La clara del huevo es muy saludable porque no lleva grasas. Por lo tanto, si se quiere mantener un buen nivel de colesterol, al hacer una tortilla es aconsejable utilizar dos claras y una yema.

La yema tiene una composición mucho más completa:
• proteína de un alto valor biológico en cantidades considerables
• grasas, la mayor parte saturadas (entre las cuales se encuentra el colesterol)
• minerales como hierro y calcio
• vitaminas
• agua, en poca cantidad

Debido a su concentración nutricional, si la manipulación del huevo no es correcta, la multiplicación de microorganismos se reproduce rápidamente y puede provocar una salmonelosis (contaminación por *Salmonella*).

La calidad nutritiva de la yema no está relacionada con su color ni tampoco con el color de la cáscara; esta calidad solo queda afectada por la alimentación de la gallina.

!!! **IMPORTANTE**: Los huevos no son los culpables del aumento del colesterol plasmático en la sociedad, con lo que se debería relativizar la importancia de su contenido de colesterol.

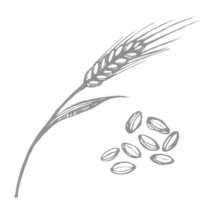

CEREALES: ARROZ Y TRIGO

El arroz y el trigo son los cereales más consumidos en nuestro país. Se caracterizan por estar compuestos por:
- hidratos de carbono de absorción lenta, siendo el almidón el más importante
- proteína vegetal
- fibra (si son integrales)
- minerales
- vitaminas, en poca cantidad
- agua, en escasa proporción

El arroz lo podemos encontrar refinado e integral. Actualmente en el mercado hay diferentes tipos de arroz, pero todos ellos tienen un valor nutricional muy parecido.

El trigo se consume transformado en harina refinada o integral, que es la base con que se elabora una gran variedad de panes, pastas y pasteles.

PAN

La composición del pan y su interés nutritivo radica en los hidratos de carbono complejos (almidón). Al mismo tiempo, el pan aporta proteínas y una cantidad muy baja de grasa vegetal. Lo más importante es que no contiene grasas saturadas (si no se añaden) y que, si es integral, proporciona fibra. Actualmente hay un cierto interés por si los fermentos del pan son naturales o químicos.

ERROR ALIMENTARIO

Suele decirse que el pan tostado o la corteza engordan menos que la miga de pan, y esto no es cierto. Tanto el pan tostado como la corteza han sido sometidos a un proceso de deshidratación. Con el mismo peso de miga de pan o de pan tostado, hay menos hidratos de carbono en la miga de pan porque lleva un porcentaje de agua más elevado, por lo tanto, menos aporte energético, por el contrario, la tostada o la corteza de pan al estar deshidratadas llevan una concentración de hidratos de carbono más alta. A esto se refieren cuando dicen que «la miga engorda menos».

BOLLERÍA

La bollería está sustituyendo sobre todo a los bocadillos, pero también a los lácteos y a la fruta. Este hábito alimentario no ayuda para nada a seguir una dieta equilibrada. El valor energético de los productos de bollería puede variar mucho, en función de la composición de los ingredientes con que se han elaborado.

LEGUMBRES

Las características nutricionales de las legumbres son parecidas a las de los cereales. El valor nutricional de las legumbres es el siguiente:

- Aportan más proteína vegetal que los cereales.
- Contienen menos hidratos de carbono de absorción lenta (polisacáridos).
- Proporcionan una cantidad considerable de fibra.
- Aportan minerales y pocas vitaminas.
- Contienen muy poca agua.

Generalmente precisan de una hidratación y posterior cocción para que las podamos digerir.

Las habas y los guisantes se consideran legumbres frescas porque contienen un elevado porcentaje de agua y se comen sin necesidad de hidratarlas, salvo en el caso de que se hayan dejado secar.

Estos alimentos resultan muy interesantes para hacer una dieta equilibrada.

NOTA: Los cacahuetes, a pesar de que se consideran frutos secos, son legumbres.

TUBÉRCULOS (PATATA, BONIATO, BATATA Y TUPINAMBO)

En nuestro sistema de alimentación la patata es el tubérculo más consumido, pero hay otros tubérculos, como el boniato, la batata o el tupinambo que se empieza a recuperar, cuya composición nutricional es muy parecida a la de la patata.

Los tubérculos nos aportan principalmente:
- hidratos de carbono o glúcidos de absorción lenta (polisacáridos), como el almidón, y muy pocos hidratos de carbono de absorción rápida
- proteína vegetal
- una cantidad de grasa inapreciable
- poca fibra
- vitaminas y minerales
- agua, en una proporción de entre el 75 y el 80 %

La composición nutricional del boniato y la batata es parecida a la de la patata. Ambos aportan una cantidad un poco más alta de hidratos de carbono de absorción rápida (monosacáridos).

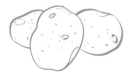

El valor energético de los tubérculos varía mucho según el tipo de cocción a que se los somete. Por ejemplo:
- 100 g de patatas al vapor, hervidas o al horno aportan unas 75 kcal.
- 100 g de patatas fritas caseras o congeladas proporcionan unas 275 kcal.
- 100 g de patatas chips contienen 550 kcal.

Los *snacks* de patata se elaboran con patata deshidratada a la que se añaden almidones de cereales, harinas, sal y otras sustancias aromáticas. Este proceso permite presentar *snacks* de diferentes formas, como estrellitas, discos, etc. El valor energético de estos productos es parecido al de las patatas chips.

FRUTAS

La fruta se divide en familias según su concentración de fructosa, que es un azúcar de asimilación rápida (monosacáridos). Además de la fructosa, la fruta contiene glucosa en cantidades muy pequeñas, vitaminas, fibra y un porcentaje de agua muy elevado, de entre el 80 y el 90%.

⇒ **Concentración alta de fructosa:** uva, ciruela, higo, chirimoya, melocotón de viña, albaricoque, plátano, cereza, naranja, etc.
⇒ **Concentración media de fructosa:** manzana, pera, melocotón de agua, níspero, kiwi, fresa del bosque, etc.

➡ **Concentración baja de fructosa:** melón, sandía, fresón, etc.

La importancia de la fruta en la dieta radica principalmente en su alto contenido en vitaminas hidrosolubles, que nuestro cuerpo debe ingerir diariamente para mantener el equilibrio alimentario.

No es lo mismo comerse una fruta que beberse su jugo. La fruta queda totalmente alterada cuando se licua: se pierde la fibra, y con ella también otros nutrientes.

Se comenta que es más saludable comerse la fruta antes que después de las comidas porque se aprovechan más sus propiedades. Tomarla antes o después es una cuestión cultural, más que nutricional, por ejemplo, es habitual comer melón con jamón o una ensalada con manzana.

Hay frutas que las comemos tanto como entrante como de postre: melón, piña, manzana, pera, etc.

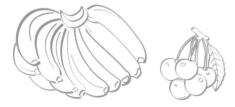

PLÁTANO

Los plátanos tienen fama de ser muy energéticos. Lo cierto es que es una fruta con un alto contenido nutricional. Es muy saludable comer un plátano al día por su elevado contenido de potasio, y eso deben tenerlo en cuenta sobre todo las personas que son hipertensas.

!!! **IMPORTANTE**: Come fruta cuando quieras. Lo importante es comer fruta.

FRUTAS SECAS DULCES

Las frutas secas son muy características de la dieta mediterránea. La fruta seca dulce (ciruelas, orejones, higos, etc.) es aquella que por su elevada concentración de azúcares se puede deshidratar con el fin de conservarla durante un periodo de tiempo más largo. Se caracteriza por una alta concentración de azúcares (hidratos de carbono) en su mayor parte azúcares de absorción rápida, como es la fructosa. Al estar deshidratada, no se puede comparar con la fruta fresca, ya que no lleva prácticamente vitaminas y es mucho más energética.

FRUTOS SECOS GRASOS

Los frutos secos grasos son también característicos de la dieta mediterránea, como las nueces, las avellanas, las almendras o los piñones.

Los frutos secos grasos tienen un alto valor energético debido a la gran concentración de nutrientes de su composición, formada por:

- aceites vegetales, mayoritariamente poliinsaturados
- proteínas vegetales
- vitaminas
- minerales
- hidratos de carbono
- fibra
- agua, en escasa cantidad

Los frutos secos grasos son muy energéticos, en parte debido a su alto contenido de grasas vegetales.

Para hacer una dieta sana conviene tomar frutos secos grasos, que permiten bajar y compensar el consumo de carne o queso.

Está demostrado que el consumo frecuente de frutos secos es beneficioso para prevenir problemas cardiovasculares.

VERDURAS Y HORTALIZAS

Su composición nutricional es la siguiente:

- agua, en una proporción de entre el 75 y el 80%
- una gran variedad de minerales
- vitaminas, principalmente hidrosolubles
- fibras
- carbohidratos de absorción rápida y lenta, en poca cantidad

!!! IMPORTANTE: No es aconsejable que las verduras y hortalizas estén muchos días en la nevera, porque pierden valor tanto nutricionalmente como organolépticamente.

Es importante recordar que una verdura y hortaliza del tiempo tiene más contenido nutricional y también es más económica.

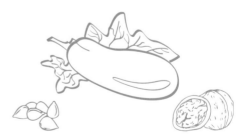

GRASAS

Aceites de oliva y de semillas. Cada 100 g de estos aceites aportan 899 kcal. Su composición nutricional es la siguiente:

- lípidos o grasas vegetales en una proporción del 99,9%
- algunas vitaminas liposolubles
- pocos minerales

El aceite, tanto el de oliva como el de semillas, es el alimento más calórico. Una cucharada sopera de aceite (unos 12 g) contiene unas 118 kcal.

El aceite de oliva virgen es un zumo de fruta natural, que conserva el sabor, el aroma y todas las características nutricionales y sensoriales de la fruta, sobre todo si el prensado se hace en frío.

Los aceites de semillas se alteran con más facilidad debido a que contienen más ácidos poliinsaturados.

Después de estudios científicos muy exhaustivos se ha llegado a la conclusión y se ha demostrado que el aceite de oliva es la grasa más saludable por su compensación en ácidos grasos.

Por ser un aceite que se extrae de un fruto (la oliva) y también por sus propiedades antioxidantes, el aceite de oliva ayuda a prevenir enfermedades cardiovasculares.

No deja de ser curioso que tanto el aceite de oliva como el resto de los aceites sean los alimentos más energéticos del mercado, y que sean a la vez los más recomendables para la salud.

 ERROR ALIMENTARIO

No es cierto que, si se fríe un alimento con poco aceite, engorda menos. Cuanto más aceite se use, la cocción será más rápida, por lo tanto, el alimento absorberá menos aceite y será menos energético.

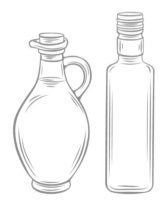

Grasas derivadas de la leche como mantequilla y crema de leche. Nutricionalmente aportan:
- lípidos o grasas animales
- proteínas
- agua en poca cantidad

La mantequilla es un alimento que contiene una elevada concentración de ácidos grasos saturados. La mantequilla se caracteriza por su alto valor energético (100 g aportan 750 kcal); no obstante, es menos calórica que el aceite.

➡ **Crema de leche:** Su composición nutricional es la misma que la de la mantequilla, pero con un porcentaje más elevado de agua. Su contenido de materia grasa es de más del 3,3 %, como la mantequilla, y permite, mediante un emulsionado, transformarla en nata.

➡ **Crema de leche para cocinar:** La cantidad de materia grasa que contiene, aproximadamente un 1,5 %, no permite ninguna transformación.

Margarina. Sus nutrientes son:
- lípidos o grasas
- proteínas
- glúcidos o hidratos de carbono
- agua

Su valor energético por 100 g es de 750 kcal aproximadamente.

En la composición de sus grasas predominan los ácidos grasos insaturados, que pueden ser de aceites vegetales, como el de girasol.

Se encuentran en el mercado margarinas mixtas elaboradas con grasas vegetales y animales, aunque predominan las primeras. Su valor energético no varía mucho.

Hay también en el mercado margarinas procesadas con micronutrientes para controlar el colesterol o más bajas en calorías que están incluidas en la familia de los alimentos llamados *funcionales*.

Manteca de cerdo. Contiene los siguientes nutrientes:
- lípidos o grasas animales
- agua en poca cantidad

Su valor energético por 100 g es de unas 850 kcal.

Es una grasa poco recomendable porque está compuesta por ácidos grasos saturados e insaturados en una proporción aproximada del 50 %. Por lo tanto, contiene menos grasas saturadas que la mantequilla.

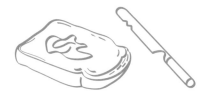

ALCOHOL

El alcohol está considerado un subnutriente de absorción rápida, porque 1 g de alcohol proporciona 7 kcal. Su función es dar energía, la cual, si no se quema, se convierte en grasa que se deposita en las zonas adiposas del cuerpo.

Las calorías que aporta el alcohol se consideran *calorías vacías*, porque su única función es dar energía no necesaria al cuerpo.

Las bebidas alcohólicas pueden ser de diferentes graduaciones:

➡ De alta graduación, como los licores destilados, el coñac, la ginebra o el whisky.
➡ De alta graduación con azúcares añadidos, como los aguardientes de frutas.
➡ De baja graduación, como el vino, el cava o la cerveza.

VINO: El vino, sobre todo el tinto, contiene pigmentos, entre ellos polifenoles, que actúa como vasodilatador arterial y está considerado un buen antioxidante.

Una dosis moderada de vino, según certifican los estudios científicos, es buena para la salud y forma parte de la dieta mediterránea.

CHOCOLATE

El consumo de chocolate puede llegar a ser compulsivo y generar conductas semiadictivas, sobre todo en las mujeres. Los últimos estudios realizados afirman que el deseo de comer chocolate puede deberse a una necesidad fisiológica y, por supuesto, a una cuestión de mero placer. Es un alimento energético rico en azúcares y grasas.

En el chocolate, siempre que contenga más de un 70 % de cacao, el ácido graso que domina es el ácido esteárico, que el organismo transforma en ácido oleico. Esta transformación tiene lugar en la boca, gracias a que la temperatura corporal funde la grasa del chocolate. Este proceso hace que no aumente el colesterol, de modo que el chocolate no es un alimento tan perjudicial, pero sí energético.

Si el chocolate es con leche, el proceso de transformación se minimiza. Además, aumenta el valor energético del producto por los ingredientes que lo componen.

Si el chocolate es blanco, no lleva cacao, con lo cual su composición nutricional varía completamente.

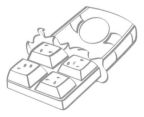

CONSERVAS

La conserva con aceite vegetal se prepara con una mezcla de aceites de semillas.

Cuando la conserva está hecha con aceite de oliva se especifica. Tiene más prestigio porque se la identifica como producto más saludable y con mejor sabor, pero es más cara.

La conserva natural consiste en una solución de agua y sal. En la conserva en escabeche se incorpora una parte de aceite vegetal o de oliva, vinagre, pimienta, pimentón dulce y especias. En una gran parte de las conservas aumenta considerablemente el porcentaje de sodio, porque se usa como conservante.

RACIONES ALIMENTARIAS

La Organización Mundial de la Salud (OMS) trabaja desde hace tiempo para marcar unas pautas alimentarias con el objetivo de que la sociedad, siguiendo estas pautas, lleve una dieta equilibrada y variada. No obstante, debido al desequilibrio entre las sociedades industrializadas y las que padecen la falta de recursos, es difícil conseguir este equilibrio alimentario.

Las pautas alimentarias determinan los diferentes alimentos que conviene consumir diariamente y las cantidades necesarias de dichos alimentos. Es importante seguir estas observaciones para saber si la dieta es saludable y equilibrada.

!!! IMPORTANTE: La diferencia de peso que se dan de algunos alimentos varían según si estos se consumen como plato único o no y según la actividad física o la edad de quien los come. Conviene recordar que a medida que las personas se van haciendo mayores no se debe comer tanto.

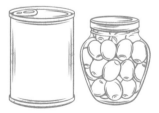

LECHE Y DERIVADOS
1 ración:

⇒ 200 a 250 ml de leche
⇒ 2 yogures
⇒ 40 a 50 g de queso seco o semiseco
⇒ 125 g de queso fresco

Raciones recomendadas para personas adultas: 2 raciones diarias.

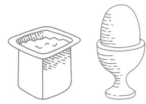

RECUERDA: Los quesos, cuanto más secos son, más grasa saturada contienen.

En la leche y los yogures desnatados, el resto de los nutrientes no quedan modificados.

CARNES, AVES, PESCADOS, HUEVOS (EN CRUDO)

⇒ 1 ración de carne equivale a entre 80 a 100 g de carne limpia (sin hueso ni grasa).
⇒ 1 ración de jamón y embutido es de 50 a 60 g (si es para el bocadillo, se recomienda media ración de entre 25 y 30 g).
⇒ 1 ración de huevo son 2 unidades.
⇒ 1 ración de pollo es ¼ de pollo que no sea grande.
⇒ 1 ración de pescado equivale a entre 120 y 150 g de pescado sin espina. Si el pescado es sin pulir, la ración pasa a ser de unos 250 g.

Raciones recomendadas para personas adultas: 2 raciones diarias.

Para el bocadillo: ½ ración.

RECUERDA: Es aconsejable aumentar el consumo de pescado y disminuir el de carne. De esta manera se reduce el consumo de grasas saturadas.

LEGUMBRES SECAS Y TIERNAS, PAN Y FÉCULAS

➡ 1 ración de legumbre seca es de 60 a 80 g en crudo (alubias, garbanzos, lentejas, soja)

➡ 1 ración de legumbre fresca es de 200 a 225 g en crudo (habas y guisantes)

➡ 1 ración de pan es de 40 a 60 g

➡ 1 ración de fécula es de unos 150 o 200 g (una patata mediana) en crudo sin pelar

➡ 1 ración de pasta seca es de 60 a 80 g en crudo

➡ 1 ración de pasta fresca es de 150 a 200 g en crudo

➡ 1 ración de arroz es de 60 a 80 g en crudo

Cálculo de raciones para los alimentos de este grupo cocidos:

➡ 1 ración de legumbre seca es de 200 a 250 g (alubias, garbanzos, lentejas, soja)

➡ 1 ración de legumbre fresca sin vaina es de 200 a 250 g (habas y guisantes)

➡ 1 ración de fécula es de unos 250 g (una patata mediana hervida, cocida al microondas o al horno)

➡ 1 ración de pasta seca es de 200 a 250 g

➡ 1 ración de pasta fresca es de 200 a 250 g

➡ 1 ración de arroz es de 200 a 225 g

Raciones recomendadas para todas las edades: de 4 a 6 raciones diarias.

RECUERDA: Los alimentos de este grupo son muy sanos, porque si bien es cierto que son energéticos, también lo es que no contienen ácidos grasos saturados.

Tanto las legumbres como la pasta, el pan y el arroz integral son ricos en fibra, que es muy activa y ayuda al tránsito intestinal. Este es el motivo por el que cuestan más de digerir.

A pesar de lo que se diga, lo que engorda más no son las legumbres, sino, generalmente, lo que las acompaña.

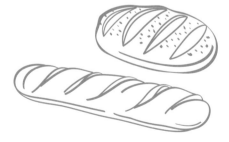

FRUTOS SECOS

Raciones recomendadas: Una ración de 20 g de frutos secos.

⇒ almendras: de 10 a 12 piezas
⇒ avellanas: de 10 a 12 piezas
⇒ pistachos: de 10 a 12 piezas
⇒ nueces: 6 piezas

⭐ **RECUERDA**: Los frutos secos pueden sustituir a la carne o el queso. Nunca deben comerse de más.

Los frutos secos son muy calóricos: una ración contiene de 113 a 130 kcal.

VERDURAS Y HORTALIZAS CRUDAS Y COCIDAS

Raciones recomendadas: Un mínimo de 2 raciones diarias de verduras y hortalizas:

⇒ 1 ración de verdura y hortaliza cocidas
⇒ 1 ración de verdura y hortaliza crudas

📎 **NOTA**: En general, no hace falta pesar las verduras y hortalizas, al ser tan bajas en calorías no hay un límite recomendado, solo cuando lo indique el médico o el profesional.

FRUTA

1 ración de fruta:

⇒ una pieza mediana de manzana, plátano, naranja, etc.
⇒ 2 o 3 mandarinas según el tamaño
⇒ 3 o 4 albaricoques
⇒ 150 g de fresones
⇒ 150 g de cerezas

Raciones recomendadas para todas las edades: un mínimo de 2 raciones diarias. Si es posible, una de ellas que sea un cítrico. No cuentan los zumos.

⭐ **RECUERDA**: Entre verduras, hortalizas y frutas, para mantener un buen equilibrio alimentario es preciso comer 5 raciones diarias de este tipo de alimentos.

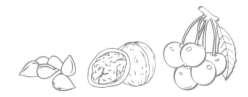

ACEITES Y GRASAS (MANTEQUILLA, MANTECA DE CERDO Y MARGARINA)

➡ 1 ración de aceite de oliva y otros aceites: 10 g (1 cucharada sopera no llena si esta es honda)
➡ 1 ración de mantequilla o margarina: de 10 a 15 g
➡ 1 ración de salsa con aceite, como la mayonesa: de 20 a 25 g (1 cucharada sopera)

Raciones recomendadas para todas las edades: de 30 a 50 g (de 3 a 4 cucharadas soperas de aceite).

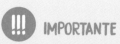 RECUERDA: La grasa más saludable, para comerla tanto cruda como cocida, es el aceite de oliva.

Conviene limitar más la ingesta de grasas de procedencia animal porque la mayoría de ellas son saturadas. El consumo de estas grasas está muy relacionado con la cantidad de alimentos de procedencia animal, como carne, embutidos, patés, quesos y pastelería, que se consuman.

!!! IMPORTANTE

Se deben beber de 1,5 a 2 litros de agua diarios (no valen los zumos).
En la dieta mediterránea se pueden incluir dos vasos de 100 a 120 ml de vino o cava.

Ni los alcoholes de alta graduación ni los dulces, sean pasteles o caramelos, están incluidos en una dieta equilibrada porque su aporte nutricional es únicamente energético.

LA COMPRA: ¿DÓNDE Y CÓMO HACERLA?

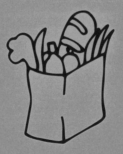

Cuando se quiere cocinar, el primer paso es ir a comprar. Pero ¿dónde? Todos sabemos que hay tiendas o supermercados que son más económicos que otros, sin embargo, también sabemos que los buenos productos generalmente son caros. La decisión de en qué lugar hacer la compra la pueden provocar los siguientes factores:

➡ El tiempo de que disponemos para ir a comprar.
➡ Generalmente, no es lo mismo comprar en la tienda cerca de casa (que es más cara, pero más práctica) que ir a un supermercado o a una gran superficie (que son más económicos, pero se debe disponer de más tiempo).
➡ Tampoco es lo mismo comprar productos frescos a granel (porque deben pesarlos) que productos envasados.

También es muy práctico organizar la compra de la manera que sea más fácil:

➡ Hacer un plan de menús para los días que se decida, y a continuación elaborar una lista de lo que se va a necesitar, incluso si la compra se hace *online*.
➡ Comprar los alimentos según sean más económicos o más frescos, y luego, en función de lo que se ha comprado, preparar el plan de menús.
➡ Hacer la compra *online* para que te lleven la cesta a casa, con o sin el plan de menús hecho.

COMERCIO ESPECIALIZADO

Actualmente se están abriendo comercios más especializados y personalizados. No compiten con los supermercados y las grandes superficies en cuanto a los precios, porque son más caros, pero ofrecen productos de alta calidad.

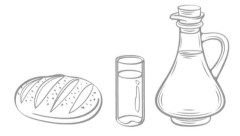

SUPERMERCADOS Y GRANDES SUPERFICIES

Estos establecimientos tienen la ventaja de que permiten hacer la compra con mayor rapidez y de que en ellos se pueden encontrar muchas ofertas. No obstante, antes de comprar un producto de oferta es preciso tener algunas precauciones, no sea que al final se compre más caro.

➡ Mirar siempre las fechas de caducidad y comprobar si se ajustan a los periodos en que vamos a consumir los productos.

➡ Es importante comparar el coste de un producto en varios supermercados. A menudo, sobre todo en artículos de limpieza, se vende un producto por un precio menor, pero el envase pese a tener la misma capacidad no está igual de lleno. O bien en un producto que está de oferta resulta que el envase es menor, con lo cual no existe tal oferta.

➡ Cuando se compre un producto de oferta y se tenga en casa todavía una reserva del mismo, se debe mirar cuál es el que va a caducar antes y poner más a mano el que esté más cerca de la fecha de caducidad.

Asimismo, es importante saber que las ofertas se hacen por varias razones:

- Que la fecha de caducidad del producto esté a punto de cumplirse.
- Que la casa que comercializa el producto tenga mucho stock del mismo.
- Que la casa que comercializa el producto quiera promocionarlo.
- Que el supermercado o hipermercado haya comprado una cantidad tan importante que puede ofrecerlo a un precio más económico.
- Que el supermercado o hipermercado tenga una gran cantidad del producto almacenada y se vea obligado a venderlo.
- Que se trate de un producto de venta temporal en un periodo muy concreto, como pueden ser los turrones, y una vez pasada la temporada baje considerablemente el precio del producto.

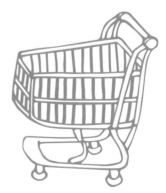

LOS MERCADOS

Actualmente los mercados están cambiando de una forma muy interesante. Aunque se caracterizan por vender una gran variedad de productos principalmente frescos, en ellos también se encuentran pequeñas tiendas especializadas que ofrecen productos y artículos varios. Además, muchos de los puestos de frutas, encurtidos, pescado, etc., venden sus productos listos para cocinar, para comer (sin necesidad de manipularlos) o para degustarlos allí mismo.

En los mercados la atención al cliente siempre es directa, esto significa que es más individualizada. No obstante, el comprador debe saber observar y elegir por dos razones importantes:

➡ Porque al haber tanta oferta a menudo no sabemos qué escoger ni dónde adquirirlo, ni si la relación calidad-precio es la justa.
➡ O porque el vendedor puede darle al comprador un producto de calidad inferior que el que está expuesto. Con la fruta, la verdura y el pescado puede pasar que lo que está a la vista del público sea mejor que lo que le sirven al cliente. Es una estrategia del vendedor para no perder nada, suele pasar con los clientes no habituales. Pero con los clientes asiduos hay un trato considerado y atención personalizada.

¿CUÁLES SON LOS ALIMENTOS BÁSICOS QUE CONVIENE TENER COMO FONDO DE DESPENSA?

El fondo de despensa lo forman aquellos alimentos que son básicos y necesarios, como el arroz o las patatas, y otros que lo son relativamente, pero nos gusta comprarlos porque los consumimos habitualmente, como el vino.

ALIMENTOS DE LARGA CONSERVACIÓN
- aceite (más sano si es de oliva virgen)
- azúcar (va muy bien comprarlo en envases individuales porque es más práctico para ponerlo en el café, el té o la infusión, y se conserva mejor)
- leche, si es de larga conservación
- sal
- pasta
- arroz
- vinagre
- harina (siempre va bien tenerla a mano)
- café normal o instantáneo, si es que gusta
- té o infusiones (generalmente se pueden encontrar en sobres individuales)
- algunas latas: atún, sardinas, espárragos, maíz, etc.
- algunas salsas: mayonesa, salsa de tomate, mostaza, etc. (que una vez abiertas deben conservarse en la nevera)
- algún bote de legumbres, como lentejas, garbanzos, etc.
- sobres de purés de patata o de verduras, así como de alguna sopa

- sopas preparadas, si es que gustan
- algunas especias y hierbas aromáticas: pimientas, orégano, hierbas provenzales, tomillo, perejil, etc.

ALIMENTOS QUE NO SE CONSERVAN TANTO
- cereales
- chocolate
- tostadas o pan envasado

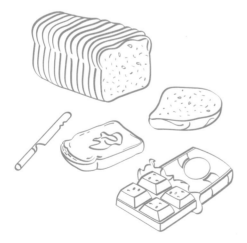

CÓMO ORGANIZAR LA DESPENSA Y COLOCAR LOS ALIMENTOS

Los alimentos deben estar a la vista y en un lugar de fácil acceso.

Siempre conviene colocar más a mano los que van a caducar antes.

Todos los alimentos hay que almacenarlos adecuadamente, protegiéndolos del aire y la luz.

Conservar los alimentos en un lugar donde la temperatura sea estable y si es posible, a menos de 16 ºC.

Nunca hay que poner productos de limpieza o para el baño cerca de productos alimentarios, para evitar confusiones y también los olores que puedan desprender.

Es recomendable anotar con lápiz y papel o en un dispositivo electrónico todo aquello que hace falta comprar.

ALIMENTOS QUE SE DEBEN CONSERVAR EN LA NEVERA
- embutido o jamón para hacer bocadillos, si es que gustan
- ensaladas varias
- cebollas (pocas)
- fruta variada
- huevos (pocos)
- leche fresca o abierta
- yogures (pocos)
- mantequilla o margarina, si es que gusta
- mermelada ya abierta, si es que gusta.
- quesos, si gustan

- refrescos o cerveza y vino blanco o rosado
- verduras frescas
- zumo de fruta (siempre es mejor hacerlo al momento)

➡ Fuera de la nevera, se recomienda tener algunas patatas.

La temperatura óptima de la nevera está entre los 4 y los 8 ℃ (véase el capítulo sobre la conservación de los alimentos).

Prácticamente todos los alimentos deben conservarse envasados en recipientes o bolsas de plástico adecuados, que se ajusten al volumen del alimento. También se pueden envolver con film alimentario.

ALIMENTOS QUE SE PUEDEN TENER EN EL CONGELADOR
- algunas verduras, las que más se consuman
- algún plato cocinado dividido en raciones
- bistecs de carne envueltos de uno en uno
- guisantes y habas, si gustan
- pan cortado en rebanadas
- pescado crudo, por ejemplo, salmón, preparado para cocerlo a la plancha, en el microondas o en papillote

La temperatura óptima para conservar alimentos congelados es de -18 ℃ (véase el capítulo sobre la conservación de los alimentos).

Los alimentos congelados, tanto los cocidos como los crudos, deben protegerse envasados en recipientes o bolsas de plástico que se ajusten a su volumen, o envueltos en film alimentario, para protegerlos del aire porque al estar a temperaturas tan bajas los alimentos se queman.

NORMATIVAS DEL ETIQUETADO
Los siguientes datos deben constar en la etiqueta de un producto alimentario envasado:
- nombre del producto
- nombre y domicilio del fabricante
- ingredientes con los que se ha elaborado y sus cantidades
- aditivos que se han puesto
- peso neto: volumen, unidades o peso
- fecha de consumo preferente o fecha de caducidad
- número de lote de fabricación
- composición nutricional especificada y de fácil lectura

Dependiendo del tipo de producto debe constar, además:

- condiciones para conservarlo
- modo de empleo

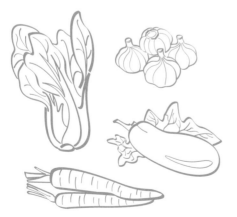 **NOTA:** El código de barras no ofrece ninguna información útil para el consumidor.

CÓMO SABER SI LOS ALIMENTOS ESTÁN EN ÓPTIMAS CONDICIONES

VERDURAS, HORTALIZAS Y PATATAS

➡ **Patatas y otros tubérculos:** No han de estar podridas, reblandecidas ni con grillos.

➡ **Cebollas y ajos:** No deben estar grillados ni blandos.

➡ **Verduras de hojas (col, acelgas, espinacas, apio, etc.):** Las hojas tienen que estar rígidas y con un color brillante, no marchitas.

➡ **Hortalizas (zanahorias, puerros, berenjenas, etc.):** No deben estar ni podridas ni arrugadas ni blandas, y, si tienen hojas, estas no han de estar marchitas.

➡ **Tomates:** Deben tener la piel tersa y brillante.

➡ **Inflorescencias como los espárragos:** Su tallo no debe estar arrugado y la parte de la flor (yema) no debe estar ni marchita ni inclinada.

➡ **Las alcachofas:** Deben ser duras y con el centro cerrado.

NOTA: Una gran variedad de verduras y hortalizas que se pueden comer crudas. No cocerlas es una forma de conseguir que la alteración nutricional sea mínima, no obstante, algunas deben hervirse para poderlas digerir mejor.

Para poder comprar las verduras y hortalizas en óptimas condiciones, tanto nutricionales como de sabor y económicas, es muy importante saber cuál es su periodo natural de crecimiento.

	E	F	M	A	M	J	J	A	S	O	N	D
Acelga	●	●	●	●	●	◗	◗	◗	●	●	●	●
Alcachofa	●	●	●	●	◐							
Ajo tierno	●	●	●	●	●	◗	◗					
Apio	●	●	●	●	●	●				●	●	●
Berenjena							●	●	●	◐	◗	◗
Calabacín				◗	◗	●	●	●	◗	◗	◗	◗
Cebolleta	●	●	●	●	◗	◗	◗	◗	◗	◗	◗	◗
Col	●	●	●	●	●	●	◗	◗	◗	●	●	●
Coles de Bruselas	●	●	●							◗	◗	●
Coliflor y brócoli	●	●	●									●
Lechuga	●	●	●	●	●	●	●	●			●	●
Endibia	●	●	●									
Escarola	●	●									●	●
Espárrago				●	●							
Espinaca	●	●	●	●							●	●
Guisante			●	●	●							
Haba												
Judía verde							●	●	●			
Nabo	●	●	●	●	●	●	●	●	●	●	●	●
Pepino			◗	◐	●	●	●	●	●	◐	◗	◗
Pimiento				◗	●	●	●	●	●	●	◗	
Puerro	●	●	●	●	●	◗	◗	◗	◗	●	●	●
Rábano	●	●	●	●	●	●	◗	◗	◗	◗	●	●
Remolacha	●	●	●	●	●	●	●	●	●	●	●	●
Tomate	◗	◗	◗	●	●	●	●	●	●	●	◗	◗
Zanahoria	●	●	●	●	●	●	●	●	●	●	●	●

Consumimos una gran variedad de verduras y hortalizas, que son diferentes partes de la planta:

➡ **Hojas:** col (blanca, valenciana, lombarda, repollo...), apio, acelgas, espinacas, diferentes hojas para ensalada (diente de león, canónigos, berros...), lechuga, escarola, etc.

➡ **Pencas:** apio, cardo, acelga, etc.

➡ **Flores:** alcachofa, coliflor, brócoli, espárrago, flor de calabacín, etc.

➡ **Brotes:** col de Bruselas, brotes de col, etc.

➡ **Bulbos:** puerro, cebolla, chalota, etc.

➡ **Raíces:** zanahoria, remolacha, rábano, etc.

➡ **Frutos:** judía tierna, berenjena, pepino, pimiento, calabacín, tomate, etc.

➡ **Hongos:** todo tipo de setas comestibles (frescas, congeladas o en conserva).

!!! IMPORTANTE: Que las verduras y hortalizas tengan buen aspecto y sean de gran tamaño no significa que sean mejores; a veces es justamente lo contrario. No se debe confundir el buen tamaño y aspecto con la calidad. Siempre será mejor, y más económica, una verdura u hortaliza de temporada.

FRUTAS

➡ **Albaricoques, melocotones, nísperos, cerezas, manzanas, peras, ciruelas, uvas, etc.:** Se debe vigilar que no estén macados, ni con manchas de podredumbre. No se conservan mucho tiempo.

➡ **Frutas tropicales:** En general conviene tener las mismas precauciones que con el resto de la fruta.

➡ **Higos, fresas, fresones, frambuesas, grosellas, etc.:** Es la fruta más delicada y se conserva muy poco; hay que procurar que todas estén en buen estado, porque estropean rápidamente a las que están a su alrededor.

➡ **Melón y sandía:** Están al punto de madurez para comerlos cuando las puntas son un poco blandas y desprenden un buen olor.

➡ **Naranjas, limones, mandarinas, pomelos y kiwis:** Los cítricos son un tipo de fruta que se conserva varios días fuera de la nevera.

➡ **Piña natural:** Se sabe que está madura cuando se saca con facilidad una de las hojas del centro del plumero.

➡ **Plátanos:** Hay a quien le gustan verdes y a quien le gustan maduros. Para conservarlos en la nevera sin que se ennegrezca la piel, va muy bien envolverlos con tres o cuatro capas de papel.

Para comprar la fruta en óptimas condiciones, tanto nutricionales como de sabor, y más económicas, es importante saber cuál es su periodo natural de maduración.

	E	F	M	A	M	J	J	A	S	O	N	D
Albaricoque					◗	●	●	●				
Aguacate	●	●	●	●	●	◗	◗	◗	◗	●	●	●
Caqui o palosanto										●	●	●
Cereza y picota					◗	●	●	◗				
Ciruela					◗	●	●	●	◗			
Chirimoya	●	◗							◗		●	●
Higo						◗	◗	◗	●	●	◗	
Frambuesa y mora						◗	◗	●	◗			
Fresa					◗	●	●	◗				
Fresón		◗	◗	●	●	●	◗					
Limón	●	●	●	●	●	●	●	●	●	●	●	●
Mandarina	●	●	◗						◗	◗	●	●
Manzana	◗	◗	◗	◗	◗	◗	◗	◗	●	●	●	●
Melón						◗	●	●	●	●	◗	◗
Membrillo										●	●	●
Melocotón						◗	◗	●	●	●	◗	
Naranja	●	●	●	●	◗	◗	◗	◗	◗	●	●	●
Nectarina					◗	◗	●	●	●	◗		
Níspero				◗	●	●						
Pera	●	◗	◗	◗	◗	◗	●	●	●	●	●	●
Piña	●	●	●	●	●	●	◗	◗	●	●	●	●
Plátano	●	●	●	●	●	●	●	●	●	●	●	●
Sandía						◗	●	●	●	◗		
Uva							◗	●	●	●	◗	◗
Kiwi	●	●	●	●	●	●	●	●	●	●	●	●

IMPORTANTE: No porque una fruta tenga mejor aspecto y sea más grande de tamaño significa que también sea mejores: a veces las apariencias engañan. No se debe confundir ni el tamaño ni el aspecto con la calidad. Siempre será mejor una fruta del tiempo, y también será más económica.

➡ **Fruta seca grasa (nueces, avellanas, almendras, etc.):** A pesar de que se conserva bien durante mucho tiempo, se pone rancia. Para prevenirlo, es mejor conservarla en la nevera en botes de cristal.
➡ **Fruta seca dulce (pasas, orejones, dátiles, ciruelas, etc.):** Esta fruta es de larga conservación, y se puede tener fuera de la nevera en bolsas de plástico o en botes que cierren herméticamente.

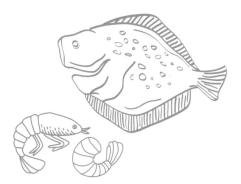

PESCADO Y MARISCO

➡ **Pescado pequeño:** Generalmente se compra con tripa o preparado para consumir. Debe estar entero, con los ojos brillantes y no hundidos, y tener la piel tersa y también brillante.
➡ **Pescado de tamaño más grande:** Puede venderse sin o con cabeza. Ha de tener las agallas de color rojo intenso, los ojos brillantes y redondeados, y cuando lo cortan, del interior de la espina debe salir un poco de sangre. La piel debe ser tersa y brillante.
➡ **Filetes o rodajas de pescado:** No conviene mojarlos porque pierden textura y sabor. Es aconsejable consumirlos rápidamente, porque suelen estar frigorizados.
➡ **Gambas y langostinos:** Cuando son frescos, para evitar que la cabeza se vuelva negra, hay que consumirlos antes de veinticuatro horas. Si no se está seguro de si son frescos, es mejor comprarlos congelados.
➡ **Cigalas:** Cuando son frescas se mueven.
➡ **Marisco en general:** Se debe tener mucha precaución, es importante comprarlo fresco, sobre todo el que se come crudo, porque si no es fresco o no se conserva adecuadamente puede causar intoxicaciones. Al comprarlo debe desprender olor a mar, y hay que consumirlo lo antes posible.
➡ **Almejas, chirlas, navajas, etc.:** No deben estar ni rotas ni abiertas, y si lo

están, al darles un golpe tienen que cerrarse. En caso contrario, se desechan.

➡ **Mejillones:** No deben estar ni rotos ni abiertos.

➡ **Cefalópodos (calamares, sepias, pulpos, etc.):** En el momento de comprarlos deben tener la piel tersa y brillante. Es mejor que los limpien en la pescadería porque, si falta práctica, puede haber problemas con la tinta, sobre todo con la de la sepia, que es difícil de sacar.

!!! IMPORTANTE: El pescado azul, excepto el atún, el salmón y el pez espada, se conserva menos que el pescado blanco.

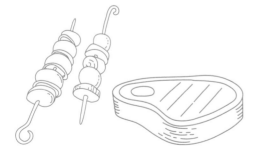

CARNE BOVINA (TERNERA, BUEY O TORO)

En la carne de la ternera o similar hay una gran diferencia entre la parte delantera del animal, que contiene más grasa y es más tierna pero es menos pulida. La parte trasera, en cambio, contiene menos grasa y es más pulida, pero no es tan tierna. La parte delantera es más económica que la parte trasera.

La pieza de carne más tierna es el solomillo, aunque no contiene grasa intramuscular, lo cual la convierte en una excepción. Pero es la parte más cara. La carne no debe sacar jugo ni oler, y su color debe ser rojo intenso. También es cierto que el color depende de la edad del animal: cuanto más adulto es el animal más oscuro es el color de su carne.

★ PARA RECODAR: La parte de la espalda y el cuello es la parte más tierna y también más económica.

CARNE OVINA

El cordero y el lechal, por lo general, llevan menos grasa en la parte posterior del muslo, pero esa es la parte más cara. Esta carne no saca tantos jugos como la de bovino o porcino, pero es la más grasienta. Cuando se compra no debe oler. Si se consume antes de veinticuatro horas, se puede conservar en la nevera tal como la han envuelto en la carnicería.

CARNE PORCINA

La de cerdo es una carne con un contenido de grasa considerable. La mitad de esta grasa es saturada y la otra mitad, insaturada (como en todos los animales, la parte delantera es más grasienta). La grasa tiene una función organoléptica que la hace más sabrosa.

La carne de cerdo cuando se compra no debe sacar jugos, ni debe desprender un olor fuerte. Es carne blanca, y algunas partes del animal contienen más grasa que otras, por ejemplo, la cinta de lomo, el solomillo, la lengua y los pies prácticamente no tienen grasa, por lo tanto, se pueden comer aunque se esté haciendo un control de grasa en la alimentación.

Si se consume antes de veinticuatro horas, se puede conservar en la nevera tal como la han envuelto en la tocinería o charcutería.

La carne de cerdo ibérico contiene más grasa, pero se trata de una grasa más saludable porque buena parte de ella es poliinsaturada. No obstante, es una carne más energética y por supuesto más cara.

!!! IMPORTANTE: A la hora de comprar cualquier tipo de carne, es necesario saber qué plato se quiere preparar para pedir la carne más adecuada para ello.

JAMONES Y EMBUTIDOS

Casi siempre son derivados del cerdo, pero cada vez hay más variedad de embutidos de pollo o pava, por ejemplo. Se elaboran muchos tipos de embutidos, que se diferencian por los ingredientes que llevan, el proceso de elaboración y la textura. Generalmente se deben conservar en la nevera, cerrados al vacío, protegidos con film alimentario o en cajas cerradas que se ajusten a su volumen.

Hay embutidos que se pueden colgar en un lugar seco. Las paletillas o jamones curados enteros tienen que conservarse colgados en un lugar seco, y con el etiquetado correspondiente que los identifique.

El jamón curado deshuesado ha de tener un aspecto óptimo y su grasa no debe estar amarillenta, y por supuesto, debe llevar el etiquetado correspondiente que lo identifique.

El jamón cocido debe llevar un etiquetado visible para el consumidor, que así podrá identificar si es:

- extra
- muslo
- paletilla
- fiambre de jamón cocido
- jamón canario
- jamón cocido ahumado
- jamón cocido sin fosfatos

OTRAS CARNES

La carne de caballo es baja en grasa, con lo cual su capacidad de conservación es más reducida que la de otros tipos de carne.

La carne de avestruz tiene unas características nutricionales comparables a las del pollo o la pava, pero como es más insípida, debe cocinarse con más condimentos o acompañada de una salsa.

DESPOJOS

Entre los despojos hay una gran diversidad de productos con características muy distintas. Por ejemplo, la tripa, la lengua, el pie o la carne gelatinosa de la cabeza no contienen grasa y permiten hacer buenos guisos con ellos; por el contrario, el seso o las turmas necesitan poca cocción y llevan un porcentaje muy elevado de grasas saturadas.

CARNE DE CAZA

La carne de los animales de caza mayor es más oscura que la de los animales de granja debido a su hábitat y su alimentación. Por eso se la denomina «roja», y desprende un olor fuerte.

Para que al cocinarla quede tierna, es preciso dejarla reposar unos días (el número de días depende de la pieza), después tenerla en adobo y por último cocinarla muy lentamente.

CARNE DE CORRAL

La componen diferentes aves y el conejo. La carne del pollo y el conejo, considerada carne blanca, se caracteriza por ser baja en grasas.

Tanto en el pollo como en los patos, las perdices, las ocas, etc, la parte más grasa se acumula entre la piel y la masa muscular del muslo y las alas; este es el motivo por el que la pechuga es menos jugosa, porque no lleva prácticamente grasa muscular.

Si se consume antes de 24 horas, se puede dejar tal como la han envuelto en la pollería.

Si las aves son pequeñas, como las codornices, generalmente se guisan o asan enteras o partidas por la mitad. Esta clase de carne nunca debe desprender un olor fuerte cuando se compra, ni sacar jugos.

La de conejo es una carne muy recomendada actualmente porque es más baja en grasa que la de pollo, y tiene la ventaja de que la grasa que contiene, al ser visible, se retira con facilidad. El conejo se puede cocinar igual como el pollo.

IMPORTANTE: Cuando se compran pollos, otras aves o conejos, tanto si son enteros como en trozos, la parte de la piel no debe estar seca ni desprender olor.

El pollo y el conejo ofrecen muchas posibilidades en la cocina. Además, son muy interesantes a nivel nutricional y, al mismo tiempo, son unas de las carnes más económicas.

Para todo tipo de carnes: Cuanto más entera sea la pieza de carne, mejor se conserva.

LOS HUEVOS

Los huevos solucionan en la cocina, porque un par de huevos fritos o una tortilla a la francesa sacan a cualquiera de un apuro. Pueden ser de diferentes categorías según su peso: superextra, extra, segunda y tercera.

Tienen que venderse envasados, con el número de registro sanitario, la categoría y el peso estampados en la cáscara. No deben estar ni sucios ni rotos. Si al cascar un huevo está en malas condiciones, nunca hará daño, porque huele tan mal que es imposible confundirse.

El color de la cáscara de los huevos viene determinado por la raza de la gallina. Es fácil saber si un huevo es fresco. Basta con ponerlo en un recipiente con agua fría y un poco de sal: si queda abajo en posición horizontal, es porque es fresco; si va subiendo, es menos fresco, y si flota, no es nada fresco. No obstante, esto no significa que no sea comestible, simplemente que no es fresco.

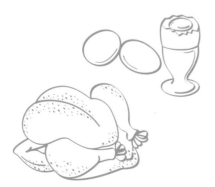

LECHE

En el mercado se pueden encontrar diferentes tipos de leche:

➡ **Leche pasteurizada u homogeneizada:** De corta conservación, pero a causa del tratamiento que ha recibido se puede consumir directamente sin hervirla.
➡ **Leche esterilizada UHT:** De larga conservación. Una vez abierta, debe conservarse en la nevera.
➡ **Leche condensada:** De larga conservación por su alto contenido de azúcar añadido, que hace aumentar considerablemente su valor energético.
➡ **Leche evaporada:** De larga conservación; debido a la extracción de parte de su suero es más concentrada.
➡ **Leche deshidratada o en polvo:** De larga conservación. Es preciso conservarla aislada de la humedad.
➡ **Leches fermentadas:** Leches probióticas y leches probióticas con cereales o frutas.

Cada uno de estos tipos de leche se comercializa con distintas cantidades de grasa:

➡ **Entera:** Con un 3,3 % de materia grasa.
➡ **Semidesnatada:** Con un 1,5 % de materia grasa.
➡ **Desnatada:** Con entre un 0 y un 0,5 % de materia grasa.

Se pueden encontrar en el mercado leches con nutrientes o micronutrientes añadidos. Estas leches están consideradas alimentos *funcionales*, ya que aparte de ser un alimento muy importante para el hombre, ayudan a mantener un buen estado de salud y a la prevención de enfermedades metabólicas.

En el mercado hay diferentes clases de crema de leche:

➡ **Para montar:** Debe contener más de un 3,3 % de materia grasa.
➡ **Para cocinar:** Puede contener a partir de un 1,5 % de materia grasa.

Se encuentran en el mercado diferentes tipos de yogures:

➡ Yogures naturales enteros o desnatados.
➡ Yogures naturales enteros o desnatados con azúcar.
➡ Yogures enteros o desnatados con trocitos de fruta, cereales o fibras.
➡ Yogures enteros o desnatados con sabor a fruta.
➡ Yogures enteros o desnatados edulcorados.
➡ Otros yogures o leches fermentadas que llevan añadidos nutrientes o micronutrientes.

QUESOS

Actualmente es posible adquirir una gran variedad de quesos, tanto nacionales como de importación.

Lo aconsejable es conservarlos en la nevera, pero también es cierto que, para potenciar su sabor y su textura, es mejor dejarlos a temperatura ambiente un rato antes de consumirlos, salvo si se trata de quesos frescos, que conviene sacarlos de la nevera en el momento de consumirlos.

➡ **Quesos frescos (requesón, de Burgos, etc.):** Se conservan poco tiempo, porque contienen un porcentaje elevado de agua.

➡ **Quesos semicurados (manchego tierno o semi, mahón, gouda, de bola, etc.):** Se conservan más tiempo que los anteriores, pero deben envolverse con film alimentario.

➡ **Quesos cremosos y fundidos (gruyer, emmental, brie, camembert, etc.):** Hay que conservarlos tapados con su envoltorio o con film alimentario para que mantengan la humedad y no se resequen. Son de media conservación. La capa protectora que llevan la mayoría de estos quesos, si está al punto, forma parte del queso y por lo tanto es totalmente comestible.

➡ **Quesos con florituras (cabrales, roquefort, etc.):** Conviene conservarlos envueltos en film alimentario para que no pierdan humedad y no se resequen.

➡ **Quesos curados (manchego, mahón, teta gallega, parmesano, etc.):** Son quesos de larga conservación; no obstante, para mantener la textura que los caracteriza deben protegerse con film alimentario.

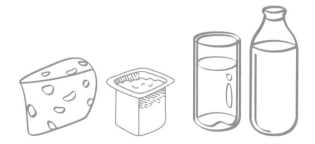

GRASAS

Aceite de oliva: Es la grasa más utilizada para cocinar en el sur de Europa, mientras que en el norte es tradicional utilizar otro tipo de grasas, como la mantequilla o la margarina.

Los diferentes aceites de oliva que ofrece el mercado son los siguientes:

➡ **Aceite de oliva virgen extra:** Se obtiene mediante el prensado en frío, este sistema ya lo utilizaban los romanos. El prensado en frío es el método que más se emplea actualmente y el que menos modifica las propiedades organolépticas, sabor, color, olor y densidad, que caracterizan el aceite de oliva, así como sus propiedades nutricionales. Y el proceso es muy rápido.

➡ **Aceite de oliva virgen:** Es el proceso tradicional de prensado, el prensado es en caliente, con lo cual quedan modificadas las propiedades organolépticas y nutricionales del aceite.

➡ **Aceite de oliva refinado:** Es aceite de segunda prensada. Al ser refinado, se le controla el grado de acidez, que generalmente es del 0,4 %. Tiene un sabor más suave y estable, aunque se le alteran las características estructurales del sabor y el color y las nutricionales. Aun así, continúa siendo un aceite saludable. El aceite de oliva refinado generalmente contiene una pequeña cantidad de aceite de oliva virgen que potencia y mejora su sabor, porque en el proceso de refinamiento pierde algunos compuestos sensoriales y nutricionales.

➡ **Aceite de orujo:** Se extrae principalmente de la piel y el hueso de la oliva. El prensado se realiza en caliente, y para estabilizar las propiedades organolépticas del aceite se lo somete a un proceso de refinamiento muy elevado.

NOTA: Los grados de acidez del aceite de oliva dependen de la variedad de la oliva o la zona de cultivo. Cuanta más acidez, más sabor y un color más intenso tiene el aceite.

Los aceites que se procesan en molinos de producción limitada cada año sufren variaciones en el sabor, el color, la textura y el grado de acidez.

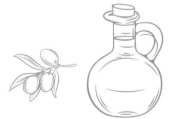

Aceite de semillas: Los aceites de semillas, como el de girasol o de maíz, son aconsejables en crudo porque al calentarse a más 160°C se modifican. No obstante, actualmente se encuentran en el mercado aceites de semillas que ya están preparados para la cocción y son más económicos. Es importante comprobar en la etiqueta si son aptos para freír o no.

Manteca de cerdo: Debido al porcentaje tan elevado de grasas saturadas que contiene, es poco recomendable. Sin embargo, es más bajo su contenido en grasas saturadas que la mantequilla. Es una grasa que aporta buen sabor a los guisos o cuando se elabora pastelería tradicional con ella. Cuando se compra debe ser de color blanco y no oler a rancio.

Mantequilla: Conviene verificar, en el momento de comprarla, la fecha de caducidad y que el envoltorio no esté roto. Da muy buen sabor cuando se cocina con ella.

Margarina: Las diferentes margarinas son grasas recientes y con un proceso de elaboración complejo. La margarina fue descubierta y elaborada por primera vez por Mège-Mouriés en 1869, en el marco de un concurso que convocó Napoleón III con el objetivo de encontrar un sustituto de la mantequilla. Mège-Mouriés ganó el concurso con una grasa hecha con grasas vegetales (pepitas de girasol) que era más económica que la mantequilla y de mejor conservación.

Generalmente, las grasas de la margarina proceden de aceites vegetales, como el de girasol o maíz, o de diferentes grasas mayoritariamente vegetales. Hoy en día también se pueden encontrar margarinas con micronutrientes que ayudan a controlar el colesterol o bajas en calorías.

PLATOS PRECOCINADOS

La oferta de platos precocinados en los supermercados es cada vez más amplia. Estos platos pueden ser esporádicamente una solución para las comidas.

Antes de comprar un plato precocinado, se debe comprobar:
- Cómo está preparado y qué proceso se ha seguido.
- Los ingredientes que lo integran, porque a veces el enunciado del plato no se ajusta al contenido.
- La composición nutricional.
- Para cuántas raciones está pensado, si es que va envasado.
- La fecha de caducidad.
- Cuál es la preparación que debe hacerse antes de comerlo, o si no es necesaria ninguna preparación.

ALIMENTOS Y PLATOS PREPARADOS CONGELADOS

En casi todas las tiendas de alimentación se encuentran productos y platos preparados congelados. También hay tiendas que se han especializado únicamente en alimentos congelados.

Cuando los alimentos congelados se venden envasados, es obligatorio especificar en el envase la siguiente información:

• Cantidad de producto en gramos o unidades.
• Procedencia.
• Características del alimento; por ejemplo, en un paquete de guisantes debe poner si son normales o extrafinos.
• Cómo hay que cocinarlo; por ejemplo, si se puede freír, calentar o cocer en el microondas.
• Fecha de caducidad.

CONSEJOS

➡ El envoltorio no puede estar roto ni humedecido si es de cartón.
➡ Cuando se compran alimentos congelados, estos no deben estar pegados o compactos. Si lo están, significa que su conservación, una vez congelados, no ha sido correcta y lo más seguro es que se hayan alterado.
➡ Hay excepciones, como las espinacas, que debido a que contienen una gran cantidad de agua deben estar congeladas en bloques.
➡ Se pueden comprar una gran variedad de productos congelados a granel. Estos deben manipularse con la máxima pulcritud y cumplir las mismas condiciones de congelación que los envasados. También es importante que en las instalaciones de venta haya termómetros a la vista del público, para que el consumidor sepa si mantienen la temperatura correcta, que es de -18 ºC.
➡ Los establecimientos que venden productos congelados a granel han de estar provistos de pinzas y guantes desechables para cogerlos y bolsas de plástico a mano.
➡ Se recomienda transportar los alimentos congelados en bolsas isotérmicas, ir directamente a casa y ponerlos rápidamente en el congelador.

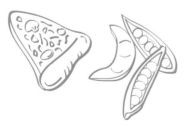

VINOS

La regulación de vino se rige en todo el Estado por el «Estatuto de la Viña, del Vino y de los Alcoholes», así como por una disposición de la UE. Es interesante saber la información que deben llevar en la etiqueta los vinos que se venden embotellados:

- Nombre, lugar donde se ha embotellado y nombre del embotellador.
- Número del embotellador según el Ministerio de Agricultura.
- Tipo de vino, es decir, si se trata de un vino de mesa o de uno con denominación de origen (DO).
- Graduación.
- Contenido neto, según el sistema métrico decimal.
- Si es un vino de producción limitada, debe constar el número de botellas que se han puesto a la venta y el número de la botella.
- El tipo de uvas que se han utilizado para elaborar el vino.

Para que los vinos den el máximo de su sabor, se deben conservar a una temperatura estable, que no pase de los 16 °C, y protegidos de la luz.

CAVAS Y CHAMPANES

Según la calidad de los vinos espumosos varía la cantidad del azúcar de expedición, que se añade en su elaboración.

Hay en el mercado una gran oferta de cavas y champanes. Estos últimos deben estar elaborados en la región francesa de la Champana y son los únicos que pueden usar esta denominación.

El cava se produce en varias zonas españolas; la región vinícola con mayor producción de cava es el Penedès, donde el método de elaboración más empleado es el *champenoise*. Actualmente, puesto que en el mundo de los cavas hay una amplia variedad de precios y calidades, se está buscando una denominación especial para los grandes cavas que se elaboran en Cataluña.

Definiciones de tipos de cavas y champanes que se encuentran en el mercado:

- **Brut nature:** sin azúcar de expedición, elaborado con las uvas más selectas.
- **Brut:** con un contenido muy bajo de azúcar de expedición.
- **Seco:** con una cantidad de azúcar un poco más alta.
- **Semiseco:** el que contiene entre 30 y 50 g de azúcar de expedición por litro de cava.

También existen los cavas y champanes rosados, con las mismas definiciones que los blancos.

LAS HIERBAS AROMÁTICAS MÁS UTILIZADAS

Ajedrea: Resalta el sabor de, principalmente, todo tipo de vegetales y carnes. Facilita la digestión.

Albahaca: Se caracteriza por su aroma. Se utiliza en una gran diversidad de salsas y platos.

Cebollino: A parte de perfumar todo tipo de platos, incluso quesos, es muy decorativo.

Cilantro: Se utiliza mucho en la cocina norteafricana. Es adecuado para perfumar salsas, patés y adobos, en particular de cordero y cuscús.

Eneldo: Tanto las hojas como las semillas están indicadas para aromatizar pescados y salsas hechas con yogur.

Estragón: Perfecto para aromatizar vinagres, mostaza, adobos y salsas, especialmente para pescado y huevos.

Hierbabuena: Las hojas se utilizan sobre todo para aromatizar postres y helados. Tanto por la hoja como por su sabor, se parece mucho a la menta.

Hinojo silvestre: Es muy adecuado para pescados a la plancha, a la parrilla o al vapor.

Hisopo: Por su delicado aroma, un poco amargo y ligeramente picante, mezclado con laurel, tomillo o menta se emplea para aromatizar salsas, vinagres y licores.

Laurel: Las hojas se utilizan en la cocina para una gran variedad de adobos, escabeches, guisos y salsas.

Mejorana: De perfume penetrante, es adecuada para aromatizar embutidos, rellenos y salsas. También se usa para la elaboración de licor.

Menta: Combina con habas y guisantes, salsas, especialmente de yogur, helados y sorbetes, además de con carnes, como la de cordero.

Orégano: Aromatizador por excelencia de platos típicos italianos. Combina con una gran variedad de platos y salsas. Generalmente se encuentra seco.

Perejil: Es muy utilizado en la cocina española, a menudo junto con el ajo. Combina prácticamente con todo tipo de platos y salsas. Fresco es más aromático.

Perifollo: Se añade a salsas, mantequillas aromatizadas, verduras y hortalizas. Junto con el cebollino, el perejil y el estragón, forman las «finas hierbas» tan usadas en la cocina francesa.

Romero: Se hace indispensable en muchos asados de carne. Es ideal para cocciones a la plancha, rellenos, guisos y adobos.

Salvia: Debido a su aroma se puede utilizar para aromatizar especialmente carnes blancas, pasta, salsas, adobos y vinagres.

Tomillo: Debido a su aroma tan intenso debe emplearse con moderación. Combina con adobos, asados, guisados y estofados de carne, conejo y pollo. También se puede usar en pequeñas cantidades para salsas.

LOS CONDIMENTOS MÁS UTILIZADOS

Ajo: Planta herbácea de la familia de las liliáceas muy aromática. El bulbo está formado por varias unidades, llamadas dientes. Es muy habitual en la cocina mediterránea. Puede aromatizar todo tipo de platos, así como salsas.

Azafrán: Son los estigmas desecados de las flores de *Crocus sativus*, una planta de tallo bulboso. El azafrán es uno de los condimentos más apreciados de nuestra cocina; destaca su aroma y también el color que da a los alimentos que acompaña.

Canela: La mejor canela proviene de China. Es la corteza de un árbol desecada. Tradicionalmente se utiliza para aromatizar pastas, cremas, pasteles y chocolate, pero también se usa en adobos y asados. Se vende en polvo o en rama.

Chalota: Parecida a la cebolla, pero más pequeña y alargada, se usa mucho en la cocina francesa. No debe confundirse con las cebollitas de platillo. La chalota es un bulbo formado por dos gajos. Las más apreciadas son las grises.

Clavo: Es la flor de clavero seca, que ofrece un aroma muy especial. Se utiliza sobre todo en estofados y adobos. En Europa Central se añade como aromatizante al vino que se bebe caliente.

Curri: Hay una gran variedad de curris, que pueden ser picantes o no. Da un color amarillento a los platos, además de sabor. Es muy común en la cocina oriental.

Jengibre: Es la raíz de una planta herbácea de la familia de las zingiberáceas, muy apreciada para aromatizar platos típicos de la cocina norteafricana, así como ensaladas y pasteles. Se puede encontrar fresco y en polvo.

Nuez moscada: Semilla de un árbol que generalmente se utiliza como condimento, acompañada de sal y pimienta, para salsas, rellenos y adobos. Tiene un aroma intenso. Se puede encontrar entera o rallada. El aroma siempre es más profundo si se ralla en el momento de utilizarla.

Pimienta

Verde: Fruto de un árbol, recogida sin que madure y que se deja secar.

Negra: Fruto del mismo árbol no madurado del todo y dejado secar.

Blanca: Fruto del mismo árbol dejado secar y desprovisto de su cobertura.

Rosa: Fruto de un árbol distinto al anterior, que también se deja secar y que no pica.

Estas pimientas se pueden encontrar en el mercado en grano o molidas. Si se quiere que den más aroma a los platos y salsas, es mejor molerlas en el momento de utilizarlas.

Pimentón

Dulce: Es la pulpa de los pimientos rojos secos. Se utiliza para realzar el sabor de los guisos y darles color.

Picante: Pulpa de diversas variedades de pimientos picantes (guindillas).

Vainilla: Planta de la familia de las orquidáceas de hojas elípticas y carnosas, de fruto capsular y largo, que se cultiva en diferentes zonas tropicales. Estos frutos, una vez desecadas, son la vainilla, un condimento muy apreciado para aromatizar helados, chocolate, pasteles y bebidas. Habitualmente se vende la vaina entera, y en algunas tiendas muy especializadas se encuentra en polvo. La vainilla es completamente negra.

Vainillina: No debe confundirse con la vainilla. Es un condimento químico que puede sustituir a la vainilla, pero que no tiene el mismo aroma. La vainillina es blanca.

LOS SECRETOS DE LA CONSERVACIÓN

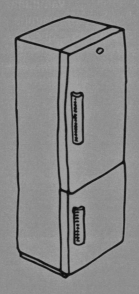

La conservación de los alimentos ha sido importante para la supervivencia de todas las civilizaciones. Los antropólogos y otros investigadores certifican que las sociedades más antiguas ya utilizaban algún sistema para conservar los alimentos. La conservación evitaba la necesidad de ir a cazar o recolectar diariamente y al mismo tiempo permitía almacenar y consumir los alimentos en periodos más largos, así como tener reservas en épocas de escasez. A medida que las diferentes culturas fueron evolucionando, se perfeccionaron las técnicas de conservación existentes y se introdujeron otras nuevas. Lo cierto es que, gracias a la conservación de los alimentos, las primeras culturas pudieron superar situaciones extremas de supervivencia.

Es interesante conocer los diferentes sistemas de conservación actuales para saber cómo manipular y tratar los alimentos.

Los sistemas de conservación pueden provocar modificaciones, por ejemplo:

- Producir alteraciones en las estructuras de la composición nutricional de los alimentos.
- Eliminar riesgos patológicos de contaminación.
- Alterar organolépticamente el sabor, el color, el olor y la textura.

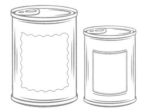

¿POR QUÉ SE ALTERAN LOS ALIMENTOS?

Los alimentos, como materia orgánica que son, se ven directamente afectados por el desarrollo de seres vivos. Cuando los alimentos se modifican es porque han sobrepasado su periodo de conservación debido a que algunos de sus principios básicos que los componen están expuestos a diferentes alteraciones microorgánicas que los modifican tanto nutricionalmente como organolépticamente. Estas alteraciones pueden ser por dos factores, por el envejecimiento del alimento o por una conservación inadecuada.

Pueden formar parte de los alimentos:

➡ **Microorganismos:** Organismos de un tamaño inferior a 0,1 milímetros visibles solo con un microscopio. Los hay inofensivos y otros, patógenos.

Los siguientes son los patógenos más importantes:
* **gérmenes:** Conjunto de células reproductoras
* **bacterias:** Microorganismos unicelulares
* **toxinas:** Cualquier veneno de origen biológico

CÓMO PREVENIR UNA ALTERACIÓN ALIMENTARIA

Para prevenir alteraciones alimentarias, es importante la esterilización, que consiste en someter a los alimentos a altas temperaturas. A partir de los 65 °C, una gran parte de los microorganismos empieza a morir; únicamente las esporas continúan vivas, pero se neutralizan subiendo la temperatura a 120 °C.

ACCIÓN DE LA TEMPERATURA EN EL DESARROLLO DE LOS MICROORGANISMOS:

+ 120 °C destrucción de las esporas

+ 100 °C destrucción de las formas vegetativas y las enzimas

+ 75 °C **pasteurización:** destrucción de formas vegetativas de gérmenes patógenos

+ 65 °C zona de paro de la multiplicación microorgánica

+ 50 °C límite de crecimiento de estafilococos

+ 40 °C zona de multiplicación intensa de gérmenes y toxinas

+ 20-30 °C aceleración de la multiplicación de los gérmenes

↕ Ralentización de las alteraciones alimentarias

+ 10 °C zona de desarrollo lento de los gérmenes

0 °C zona de paralización de los gérmenes

- 10 °C las alteraciones en la evolución de los alimentos están paradas

- 20 °C zona de parada total del desarrollo de los gérmenes

A partir de menos de -24 °C, la estabilización de la textura y el sabor de los alimentos es total.

Es importante recordar que los enemigos de la conservación de los alimentos son:

• temperaturas inadecuadas
• aire
• luz
• humedad

MÉTODOS IMPORTANTES DE LA CONSERVACIÓN DE LOS ALIMENTOS:

➡ **Químicos:** Tratamientos que modifican las características organolépticas de los alimentos (salazón, ahumado, encurtido, etc.).
➡ **Físicos:**
  • Tratamientos térmicos como la esterilización, la pasteurización, etc.
  • Conservación a baja temperatura como la refrigeración, la congelación, etc.
  • Desecación natural (sol) o artificial (liofilización).

---

[1] Actualmente, una parte de los expertos y los consumidores considera que por esta razón se desechan muchos alimentos que todavía son aptos para el consumo.

!!! IMPORTANTE: Cuando no se está seguro de si un alimento es comestible, sin duda hay que descartarlo siempre. Si este alimento está cocido, se puede volver a poner en el fuego para subirle la temperatura y dejarlo cocer como mínimo 5 minutos. Si a continuación huele bien y su aspecto es normal, es comestible; en caso contrario, es decir, si hay modificaciones en el color, la textura y el olor, se debe tirar.

El tiempo de conservación de un alimento envasado lo indica la firma que lo comercializa.[1]

Algunas alteraciones, sin embargo, no son inofensivas. Por ejemplo, cuando una mermelada, después de tenerla unos días en la nevera, se enmohece un poco, no es tóxica; retirando esa parte se puede consumir el resto. Lo mismo puede pasar con la salsa de tomate o los quesos. Este enmohecimiento es una protección del propio alimento.

Para prevenir una toxoinfección alimentaria lo más prudente es someter el alimento a temperaturas de más de 100 °C para esterilizarlo.

Es importante recordar que el frío conserva (alarga todo proceso de alteración del alimento), pero no esteriliza.

En los alimentos congelados, una vez descongelados, el proceso de alteración es más rápido.

PARA CONSERVAR LOS ALIMENTOS EN LA NEVERA, CONVIENE RECORDAR QUE:

➡ En primer lugar, la nevera debe estar siempre entre 4 y 6 °C. Actualmente casi todas las neveras cuentan con una zona 0 °C, que es para conservar los alimentos más tiempo.

➡ Si se prevé llenar la nevera más de lo habitual, es mejor bajar la temperatura un par de horas antes. De esta manera se mantendrá la temperatura adecuada cuando esté más llena. A medida que se vacíe se puede volver a poner otra vez a la temperatura habitual.

➡ En verano, que es cuando se abre más la nevera y la temperatura externa es más alta, es aconsejable bajar la temperatura uno o dos grados.

➡ Para evitar que la nevera huela es importante conservar los alimentos protegidos. De esta manera no se mezclarán los olores.

➡ También es importante colocar los vegetales en los cajones recomendados, ya que así se alarga la conservación de estos alimentos.

➡ Para limpiar la nevera a fondo es preciso seguir las instrucciones del fabricante; siempre que deba hacerse un mantenimiento, si es que está previsto, se hará cuando la nevera esté lo más vacía posible.

➡ La limpieza se debe hacer con gamuzas para no rallar la nevera y con productos no agresivos.

➡ **Las verduras, hortalizas y frutas:** No deben estar cerradas en bolsas de plástico, porque la humedad que desprenden las podría alterar más rápidamente. Es mejor conservarlas en los cajones destinados a ellas sin bolsa, o con la bolsa abierta.

➡ **La leche:** Una vez abierto el envase, se debe consumir en un plazo de 3 a 4 días; no obstante, cualquier alteración se detecta rápidamente porque la leche estropeada desprende un olor y tiene un sabor que son muy desagradables.

➡ **Los quesos:** Va muy bien guardarlos envueltos con film alimentario o envasados al vacío porque esto los protege del aire y evita enmohecimientos, que no son perjudiciales pero se deben retirar. Es mejor ponerlos en la nevera, pero es aconsejable sacarlos un rato antes de comerlos para que intensifiquen su sabor y recuperen su textura inicial.

➡ **Los yogures:** Deben conservarse siempre en la nevera hasta el momento de consumirlos. La única precaución es controlar la fecha de caducidad. No obstante, igual que la leche, cuando un yogur no es apto para el consumo se detecta rápidamente, porque quedan alterados su color, textura y sabor.

➡ **La crema de leche:** Requiere las mismas precauciones que la leche o los yogures.

➡ **La carne:** Para conservar cualquier tipo de carne, lo más práctico es envolverla con film alimentario, ajustándolo al máximo para evitar bolsas de aire en el interior del envoltorio. Los bistecs siempre se deben envolver por separado. También se conserva muy bien envasada al vacío, de esta manera se alarga más el periodo de conservación. O en cajas que cierren herméticamente y que se adapten a su volumen.

➡ **La carne picada:** Tanto si son hamburguesas o albóndigas, deben conservarse poco tiempo (unas 12 horas como máximo) en la nevera y siempre envueltas. También se pueden envasar al vacío para alargar su periodo de conservación en la nevera.

➡ **El embutido, el jamón crudo y el jamón cocido:** Si están cortados en lonchas se pueden conservar en cajas que cierren herméticamente o envueltos con film alimentario, pero siempre procurando que no haya acumulación de aire en el interior porque esto reduce el tiempo de conservación y altera el sabor y el color. Se recomienda conservarlos en la zona 0 ºC de la nevera, si es posible. Lo más práctico es el envasado al vacío. No obstante, una vez abierto el envase hay que consumirlos rápidamente.

➡ **El pescado:** Es uno de los alimentos más delicados en cuanto a la conservación.

• **Pescado de tamaño pequeño:** Es importante para conservarlo retirar la tripa, en caso de que lleve, y conservarlo en la nevera tapado para que no desprenda olor. Si es para consu-

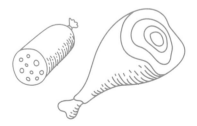

mirlo en muy pocas horas se puede dejar tal como lo hayan envuelto en la pescadería; en caso contrario, se recomienda ponerlo siempre en cajas que se ajusten a su volumen o envuelto en film alimentario en la zona más fría de la nevera. Justo antes de cocinarlo y para que mantenga más su sabor, se pasa muy ligeramente por agua o, aún mejor, se limpia con papel de cocina sin mojarlo. Es importante recordar que el pescado, cuanto menos se moje, más sabroso resultará.

- **Pescado de tamaño más grande:** Se conserva en la nevera tapado para que no desprenda olor. No hay que mojarlo, sino limpiarlo con un papel de cocina justo antes de cocinarlo.

- **Filetes o rodajas de pescado:** No conviene mojarlos porque pierden textura y sabor, y más aun cuando ya se han comprado preparados de esta manera. Se debe consumir rápidamente porque generalmente está frigorizado.
- **Gambas y langostinos frescos:** Para que la cabeza no se vuelva negra, se deben conservar en la nevera en un bol con agua, cubitos y sal un máximo de 24 horas. Si no se está seguro de si son frescos, es mejor comprarlos congelados.
- **Cigalas:** Cuando son frescas se mueven y no tienen las patas rotas. Para conservarlas va muy bien envolverlas en papel y ponerlas en la zona menos fría de la nevera. Se pueden conservar de 12 a 24 horas. Tanto las cigalas como los langostinos resisten más fuera del agua que las gambas.
- **Marisco en general:** Hay que tener precaución porque si no es fresco o no se conserva adecuadamente puede ocasionar trastornos alimentarios. Lo mejor es consumirlo lo antes posible. Se debe conservar en la nevera hasta el momento de cocinarlo o comerlo.

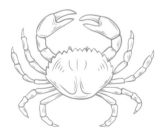

- **Almejas, chirlas, navajas, etc.:** No han de estar ni rotas ni abiertas, y si lo están, al darles un golpe se deben cerrar. Se pueden conservar en la nevera envueltas en un trapo húmedo y atado para que queden bien sujetas, con sal por encima, en la parte de la nevera que menos enfríe. Antes de consumirlas, se ponen unos 10 minutos en agua fría y sal para que expulsen la arena que puedan llevar.
- **Mejillones:** No deben estar ni rotos ni abiertos. Se deben conservar en la nevera envueltos en un trapo húmedo y atado, para que queden bien sujetos, con sal por encima, en la parte de la nevera que menos enfríe. Se limpian justo antes de cocinarlos.
- **Cefalópodos (calamares, sepias, pulpos, etc.):** Se deben conservar en la nevera sin mojarlos y tapados.

➡ El pescado azul se conserva menos que el pescado blanco.

➡ **Los huevos:** Tienen una capacidad de conservación larga, se conservan más de un par de semanas en la nevera. Lo más importante es evitar que se rompan y colocar los más frescos debajo de los que no lo sean tanto para consumirlos antes.

➡ **Las conservas:** Una vez abiertas hay que ponerlas en la nevera. Si van en botes de cristal cerrados herméticamente se pueden conservar tal cual, pero si van en lata es necesario sacarlos y ponerlos en un recipiente que se ajuste a su volumen y se cierre herméticamente.

➡ **Las bebidas:** Todas las neveras tienen un espacio destinado a las botellas. Estas deben mantenerse cerradas para que no desprendan olores. Si los envases son pequeños se pueden colocar en cualquier parte.

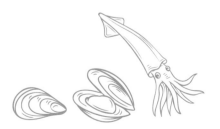

CONSEJOS:

→ Los alimentos cocidos se conservan más tiempo que los crudos.

→ Si sobra comida, debe ponerse en la nevera, donde se mantiene en buenas condiciones de tres a cuatro días sin necesidad de congelarla, siempre y cuando se ponga en recipientes adecuados que se ajusten a su volumen.

→ Resulta muy práctico tener en la nevera ajo y perejil picados, pero siempre en un recipiente bien cerrado porque desprenden mucho olor.

→ Es importante que las cajas que se compran para conservar comida cierren bien y sean fáciles de limpiar. En el mercado se pueden encontrar cajas muy bonitas, pero si son de plástico y este no es de buena calidad, olerán, y no hay manera de evitarlo.

→ Hay recipientes de cristal resistentes al calor y con tapa, que pueden ir a la nevera, al congelador, al microondas y al horno. Estos son los mejores porque resultan muy prácticos, no retienen olores y se pueden meter en el lavavajillas; además, los hay de diferentes tamaños.

→ También se pueden usar cajas de acero inoxidable: son prácticas y fáciles de limpiar, pero no son aptas para el microondas.

→ El papel de aluminio es una solución para envolver alimentos, pero se rompe con facilidad; por este motivo cada vez se usa menos para conservar.

→ El film alimentario (que es el apto para conservar alimentos) no se corta con facilidad, pero es mucho más resistente que el papel de aluminio y se adapta mucho mejor a la forma del producto.

→ También va bien tener a mano bolsas de plástico de diferentes medidas aptas para la conservación de alimentos.

MITO

Se dice que, si se guarda un alimento caliente en la nevera, se puede alterar, o se puede estropear la nevera. *Esto no es cierto.* Lo que ocurre es que, dentro de la nevera, los alimentos de su alrededor suben de temperatura, y son ellos los que pueden alterarse.

¿CÓMO CONGELAR?

Para que la congelación sea correcta debe ser lo más rápida posible, porque los microcristales que se forman en el interior de las células de los tejidos animales y vegetales se reduzcan al máximo y no sean punzantes. Si estos microcristales no rompen ni deforman las membranas celulares, se disminuye el proceso de escape de líquido, *con lo cual el alimento tiene una alteración mínima.*

Por el contrario, si la congelación es lenta, los microcristales que se forman son más grandes y punzantes, rasgan los tejidos celulares y provocan una pérdida de líquidos, *con lo cual se altera el alimento.*

....

IMPORTANTE: Cuando hay un corte de electricidad, no se debe abrir para nada el congelador, porque sube la temperatura del interior y los alimentos congelados se pueden alterar.

....

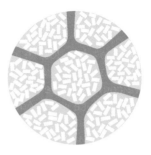

Como se puede ver en este dibujo, la formación de los microcristales pequeños y no punzantes hace que la congelación sea correcta.

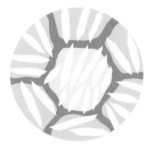

Una congelación incorrecta (generalmente por temperatura inadecuada) provoca al alimento una alteración más organoléptica que nutricional.

REGLAS PARA CONGELAR:

- Para congelar un alimento la temperatura debe estar por debajo de los -22 ºC.
- La temperatura adecuada para conservar un alimento congelado es de -18 ºC.
- Es necesario proteger el alimento para que no se altere ni la textura ni el color.
- Cuanto más rápido se congela el alimento menos se altera.
- Un alimento congelado crudo se puede volver a congelar una vez cocinado.
- Para que la congelación sea más rápida, los alimentos deben colocarse lo más planos posible, de esta manera disminuye el tiempo de congelación.
- La ultracongelación es la que se hace por debajo de los -40 ºC. Es difícil alcanzar estas temperaturas en un congelador doméstico.
- Los alimentos empiezan a congelarse a partir de -1 ºC, pero al ser una congelación lenta provoca pocas modificaciones nutricionales, pero sí organolépticas al alimento.

MITO

Un alimento congelado que se ha vuelto a congelar no se puede consumir porque ya no es comestible. Esto es falso, un alimento congelado, sea crudo sea cocido, se puede congelar de nuevo. Las alteraciones que sufre son más de tipo organoléptico, sobretodo de textura, pero también de color y sabor, que nutricionales.

CÓMO PROTEGER LOS ALIMENTOS PARA CONGELARLOS:

➡ **Los bistecs, chuletas, chuletones y trozos grandes de carne:** Si se quieren congelar hay que envolverlos de uno en uno, o separados con film alimentario para que no se adhieran entre ellos.

➡ **La carne y el pescado en trozos pequeños o en rodajas:** Es aconsejable ponerlos en bolsas de plástico especiales para congelar o envueltos en film alimentario.

➡ **El pescado azul:** Es mejor no congelarlos porque se altera mucho su sabor.

➡ **El marisco:** no hay duda de que es mejor comprarlo ya congelado si no se está seguro de que es muy fresco. Para congelarlo, conviene envolverlo con film alimentario o ponerlo en bolsas de plástico especiales para congelar.

➡ **Los huevos enteros:** No se deben congelar porque se rompen y se altera mucho su textura.

➡ **La clara de huevo:** Esta parte del huevo sí se puede congelar, al contrario que las yemas, que no quedan bien porque se cristalizan.

➡ **Los huevos duros:** Se pueden congelar, pero la clara se oscurece y, a pesar de que el sabor no queda alterado, el color hace que no sean apetecibles.

➡ **La verdura cocida:** Si se quiere congelar una porción de verdura cocida que ha sobrado, se puede poner en una bolsa de plástico o en un recipiente, dejando un poco de espacio libre porque aumenta su volumen, siempre bien plana para que la congelación sea más rápida.

➡ **La fruta fresca:** Debido al alto porcentaje de agua en su composición, no es aconsejable congelarla, si no es para preparar mermeladas o compotas.

➡ **La carne guisada:** Se puede poner en un recipiente que cierre herméticamente, dejando un poco de espacio libre porque aumenta su volumen. Hay que tener presente que se intensifica su sabor.

➡ **El pescado guisado:** Se puede congelar siguiendo las mismas observaciones que la carne guisada, pero cuando se descongela y se calienta pierde textura y sabor.

➡ **Los embutidos enteros (excepto el jamón):** Es importante congelarlos siempre protegidos con film alimentario o envasados al vacío.

➡ **Los alimentos envasados al vacío:** Pueden congelarse todos, y se conservan mejor porque están mucho más protegidos.

➡ **Los pasteles:** Se congelan sin envolverlos, una vez congelados se deben envolver para protegerlos.

➡ **El pan:** Es más cómodo congelarlo ya cortado. Se descongela muy rápidamente, y si se ha congelado tierno, una vez descongelado mantiene la textura inicial.

➡ **Las hierbas aromáticas:** El método de congelación adecuado es limpiarlas, secarlas, cortarlas de manera que queden a punto para ser utilizadas y ponerlas en recipientes o bolsas de plástico que se adapten a su volumen. No se altera el sabor.

➡ **El caldo y otros líquidos:** Cuando se congelan, hay que dejar un espacio vacío de unos dos centímetros en el recipiente porque aumentan de volumen y el recipiente se podría romper.

➡ **El vino o cava:** Cuando sobra va bien congelarlo y usarlo después para cocinar porque mantiene el sabor y el aroma. Se deben seguir las mismas precauciones que para cualquier líquido.

➡ **El cava o vino en botella:** Es importante sacar las botellas del congelador al cabo de poco tiempo (unos 30 minutos), porque si se congela el líquido puede romperse la botella. Para enfriar rápidamente la botella, va bien mojarla, envolverla con papel de periódico y ponerla en el congelador; al cabo de 15 minutos estará a la temperatura adecuada para servir el vino o el cava.

MATERIAL PARA CONGELAR:
- Bolsas de plástico de diferentes medidas destinadas para este uso.
- Recipientes de distintas medidas que cierren herméticamente y sean fáciles de limpiar. Pueden ser de plástico, de cristal o de acero inoxidable.
- Film alimentario, que cada vez se usa más porque no se rompe con tanta facilidad como el papel de aluminio y es más adaptable a la forma del producto.
- Etiquetas adhesivas para anotar el nombre del alimento congelado, la cantidad y la fecha de la congelación.

¿CÓMO SE DEBE DESCONGELAR?

Es muy importante saber descongelar correctamente.

➡ Es preciso descongelar lo más rápidamente posible los alimentos congelados para evitar modificaciones, principalmente de textura y sabor.

➡ Se puede descongelar en el microondas. El inconveniente es que si el alimento no tiene una forma regular, cuando la parte gruesa está descongelada, la parte más delgada está cocida.

➡ Actualmente hay hornos que llevan incorporado un programa para descongelar.

➡ Se puede descongelar un alimento a temperatura ambiente.

➡ Otro sistema de descongelación es poner el alimento debajo del chorro de agua fría, siempre y cuando el alimento esté protegido en un recipiente cerrado herméticamente o una bolsa de plástico también cerrada herméticamente.

➡ No es aconsejable descongelar en la nevera, porque al ser un sistema de descongelación lento provoca que salgan más líquidos de los necesarios y altera la textura del alimento.

➡ Los alimentos congelados ya cocidos no se deben descongelar, sino, al contrario, se deben someter directamente a temperaturas altas, sea en el fuego, el horno o el microondas.

➡ Los alimentos precocidos —como las croquetas o las verduras que se compran congeladas— no necesitan descongelación previa. Hay que cocerlos nada más sacarlos del congelador.

MITO

Dejar descongelar en la nevera un alimento lentamente de un día para otro es un error, porque el alimento desprende el líquido de la propia congelación, pero también los líquidos que lo componen. Precisamente, para que la congelación sea correcta es importante que el alimento retenga el líquido, de esta manera siempre quedara más tierno, jugoso y no se detectará que ha sido congelado.

Existe la creencia de que si se pone un alimento caliente en el congelador se puede alterar el alimento o se puede estropear el congelador. Esto no es cierto, lo que pasa es que sube la temperatura de los alimentos congelados de su alrededor, y es para ellos para los que no es buena esta subida de temperatura.

CONSEJOS PARA LA LIMPIEZA DEL CONGELADOR:

➡ Para limpiar y descongelar el congelador rápidamente va muy bien fundir el hielo con la ayuda de un secador de pelo.

➡ Actualmente los congeladores ya no hacen escarchas y no es necesario descongelarlos para limpiarlos, a no ser que haya un corte de luz o bien que tengan una avería.

➡ En caso de que haya escarcha, no se puede usar ningún utensilio punzante ni de metal para sacarla.

➡ Para limpiar el congelador a fondo es preciso seguir las instrucciones de mantenimiento del fabricante.

➡ Cuando se limpia el congelador, hay que envolver los alimentos congelados con papel de periódico, porque aísla mucho, si es que no caben en la nevera, para que mantengan el frío mientras se está limpiando o reparando el congelador y vuelve a bajar rápidamente la temperatura después.

NOTA: Cuando se compra un electrodoméstico, sea combi, sea nevera, sea congelador, es importante saber cuál es su consumo energético. El fabricante está obligado a dar esta información para que el consumidor conozca las características del aparato que se dispone a comprar. La UE exige que los electrodomésticos lleven una etiqueta de barras de colores que van del verde al rojo para indicar cuánta energía consume.

A+	Verde intenso (ahorro energético considerable)
A	Verde claro (ahorro energético)
B	Amarillo (menos ahorro energético)
C	Naranja claro (poco ahorro energético)
D	Naranja oscuro (muy poco ahorro energético
E	Rojo (no recomendable para el ahorro energético)

Para respetar el medioambiente es importante que tanto la nevera como el congelador sean de bajo consumo eléctrico.

COCCIONES BÁSICAS

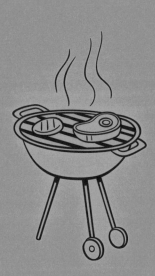

Toda cocción modifica el alimento, tanto organolépticamente como nutricionalmente. Las altas temperaturas a las que se someten durante la cocción provocan una transformación muy importante, que convierte en digeribles alimentos que, en crudo, no son aptos para el cuerpo humano, porque nuestro aparato digestivo no está preparado para procesarlos. Algunos de los alimentos básicos para el hombre lo son gracias a los cambios provocados por la cocción; dichos alimentos son principalmente los carbohidratos de absorción lenta, como los cereales (trigo, arroz…) y las legumbres (alubias, garbanzos, lentejas…).

Las sociedades paleolíticas aprendieron que la cocción les permitía alimentarse de un mayor número de alimentos y que su dieta fuese más segura. Al descubrimiento del fuego siguió la domesticación de los animales y el cultivo de las plantas para su uso alimentario. Tan importante ha sido la cocción para la humanidad que Faustino Cordón, científico y experto en biología evolutiva, describe «la cocción de los alimentos como rasgo fundador de la cultura o la manifestación más genuina de la inteligencia humana». Su definición abarca no únicamente los cambios genéticos que el fuego y, en consecuencia, la cocción, provocaron al hombre, sino también el inicio de la cultura en el periodo paleolítico.

HERVIR

Con este sistema de cocción se puede cocer un amplio surtido de alimentos, tanto de procedencia vegetal como animal.

La ebullición consiste en la inmersión de un alimento en agua. Cuando se pone el alimento en el agua, esta puede estar fría, o hirviendo. El tiempo de cocción del alimento depende de su textura y su tamaño, así como del resultado que se quiera obtener.

Cuando se hierve un alimento hay que procurar que el agua lo cubra siempre. Para que la cocción sea más rápida es aconsejable tapar el recipiente.

RECOMENDACIÓN NUTRICIONAL

➡ La ebullición es un sistema de cocción que hace que los alimentos queden completamente esterilizados, sin ninguna posibilidad de que contengan gérmenes nocivos, ya que la temperatura del agua sobrepasa los 100 °C.
➡ Los alimentos que se cuecen con este sistema de cocción, se modifican organolépticamente (color, textura y sabor).
➡ Los alimentos hervidos son fáciles de digerir porque no llevan grasas añadidas.
➡ El valor energético del alimento no aumenta; más bien este pierde vitaminas, minerales y algunas grasas.

➡ Tradicionalmente se preparaban sopas con el agua con que se había hervido los alimentos. Es una práctica recomendable, pues estos líquidos contienen parte de los minerales y residuos nutricionales de los alimentos. Lo que no contienen son vitaminas que se pierden porque no resisten las temperaturas altas.

Por lo tanto, la ebullición es uno de los sistemas de cocción más recomendados en las dietas bajas en calorías o para personas con problemas de digestión.

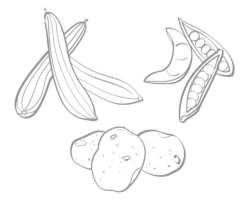

VERDURAS Y HORTALIZAS

➡ Para que las verduras y hortalizas tengan un mínimo de pérdidas nutricionales al cocerlas, se deben hervir poco troceadas, con una cocción corta, con poca agua y tapadas.
➡ La sal se puede añadir indistintamente antes o después de poner los vegetales en el agua. Si se pone la sal con el agua fría, esta empieza a hervir antes.
➡ Para que la ebullición sea la adecuada, una vez hervidas las verduras y hortalizas conviene escurrirlas rápidamente; si no se hace así, continúan cociéndose hasta que el agua baja de temperatura.

PATATAS

➡ Las patatas se pueden poner a cocer tanto en agua fría como en agua hirviendo.
➡ El tiempo de cocción depende del tipo de las patatas y también de su tamaño o de cómo se trocean.
➡ La sal se puede echar tanto antes como después de poner las patatas.

LEGUMBRES
A veces no es fácil encontrar el punto de cocción de las legumbres.

Remojo

➡ En primer lugar hay que saber si el agua, tanto del remojo como de la cocción, es dura (la que es alta en cantidad de calcio); en este caso, es habitual añadir un poco de sal o de bicarbonato en el agua del remojo. Porque facilita tanto el remojo como la cocción. Lo mejor es remojar y cocer las legumbres con agua mineral, de esta manera se asegura que las legumbres no queden endurecidas.

➡ El remojo debe de ser de unas 6 horas aproximadamente. No obstante, hay legumbres, como algún tipo de lentejas, que no necesitan remojo, si este es el caso ya viene indicado.

Cocción

➡ Las lentejas, la soja y las alubias se ponen a hervir con agua fría.

➡ Los garbanzos se ponen a cocer con agua hirviendo.

➡ La ebullición ha de ser lenta pero constante para evitar que las legumbres pierdan la piel.

➡ Si hay que añadir agua durante la cocción, esta debe estar hirviendo para no parar la ebullición.

➡ La sal es aconsejable ponerla cuando falte poco para terminar la cocción.

NOTA: En este grupo también se encuentran las habas y los guisantes. Estos siempre deben empezarse a cocer con agua hirviendo. Su tiempo de cocción es mucho más corto, pero si no hierven lentamente también pueden perder la piel como el resto de las legumbres.

PASTA

➡ La pasta se pone a cocer con agua abundante e hirviendo.

➡ La sal se puede echar antes o después de añadir la pasta.

➡ El tiempo de cocción depende del tipo de pasta y del punto de dureza que gusta.

➡ Una vez cocida la pasta hay que escurrirla rápidamente para que no siga cociéndose, y no debe pasarse por agua.

➡ Tampoco es necesario poner aceite al agua de cocción, porque el aceite flota y no le hace nada a la pasta.

➡ Si se quiere, el aceite se puede añadir una vez escurrida la pasta y así no se pegará.

NOTA: La pasta puede ser integral, sin gluten o mezclada con distintos alimentos, como tomate seco, tinta de sepia o puré de espinacas, que le dan un sabor y un color diferentes.

ARROZ

➡ El arroz se puede poner a cocer con el agua hirviendo o con el agua fría, pero el resultado final no es el mismo.

➡ Cuando se pone al fuego en agua fría desprende más almidón durante la cocción y queda más compacto. Por el contrario, cocido directamente en agua hirviendo, queda con los granos más enteros y sueltos.

➡ Si se quiere hacer un arroz hervido para aligerar problemas intestinales, es aconsejable ponerlo a cocer con agua fría, para que desprenda el almidón, y sea astringente.

NOTA: En el mercado se puede encontrar una gran variedad de tipos de arroz que requieren un tiempo de cocción diferente. El arroz también puede ser integral.

CARNE

➡ La carne hervida generalmente se usa como ingrediente del caldo; para que conserve mejor su sabor es aconsejable ponerla a cocer cuando el agua hierva.

➡ La carne hervida es más digerible porque esta cocción reblandece la estructura muscular y hace, además, que pierda grasa.

PESCADO Y MARISCO

➡ El hervido es una cocción básica para hacer sopa de pescado y fondos para salsas, así como en caso de seguir dietas bajas en calorías o preparar papillas infantiles.

➡ Para hervir el marisco es mejor ponerlo con el agua hirviendo para que mantenga más su sabor, el tiempo de cocción depende del tipo de marisco.

➡ La sal se puede poner al agua antes o después de añadir el pescado o marisco.

HUEVOS

➡ Al cocer un huevo, dependiendo del tiempo de cocción determinará el resultado. También se obtienen resultados distintos si el huevo se pone a cocer con el agua fría o hirviendo.

➡ Si los huevos se conservan en la nevera es aconsejable ponerlos a cocer con el agua fría para que no tengan un cambio brusco de temperatura que los podría romper.

FRITURA

La fritura es una de las cocciones típicas de nuestra cocina tradicional y mediterránea, por lo tanto, es parte de nuestra cultura gastronómica.

La fritura realza el sabor de los alimentos.

Una fritura correcta no es perjudicial para la salud, siempre y cuando no se haga abuso de ella.

Se puede freír una gran variedad de alimentos: carnes, pescados, huevos, verduras, hortalizas, patatas, etc.

EL ACEITE DE OLIVA

Es uno de los aceites que mejor resiste temperaturas de 180 °C necesarios para hacer una fritura correcta sin que se altere su composición.

ACEITE DE SEMILLAS

➡ Los aceites de semillas, como el de girasol o de maíz, son aconsejables en crudo porque se modifican a 160 °C.
➡ Debido a esta modificación no es conveniente utilizarlos para cocinar y mucho menos para freír.
➡ No obstante, actualmente hay aceites de semillas preparados para la fritura.
➡ Hay muchos profesionales de la cocina actual que recomiendan el aceite de girasol para freír porque su sabor es más neutro que el de oliva.

LA MANTECA DE CERDO NO ES APTA PARA LA FRITURA:

No se debe utilizar habitualmente porque se modifica a 120 °C y no es recomendable usarla para freír.

LA MANTEQUILLA NO ES APTA PARA LA FRITURA

➡ No resiste las temperaturas altas y se modifica a partir de 120 °C, con lo cual, cuando se usa para cocinar, hay que controlar que no se queme. No es aconsejable emplearla para freír.
➡ Cuando se utiliza como un ingrediente más, por ejemplo, en un bizcocho, al estar integrada con otros ingredientes no se quema y tampoco se modifica.

LA MARGARINA NO ES APTA PARA LA FRITURA

➡ Suele componerse de grasas vegetales, como el aceite de girasol o de maíz, a veces con algún otro tipo de grasas mayoritariamente vegetales.
➡ Igual que la mantequilla, se modifica a partir de los 120 °C. No es aconsejable cocinar con ella.
➡ No obstante, en los países nórdicos tienen unos tipos de margarinas que son aptas para la fritura.

RECOMENDACIONES PARA UNA FRITURA CORRECTA

⇒ Los alimentos que se quieran freír tienen que estar completamente secos, porque de lo contrario salpican mucho.

⇒ Para freír es fundamental poner mucho aceite en la sartén o freidora, de esta manera el alimento se cocerá rápidamente y no quedará aceitoso por dentro.

⇒ Cuando se fríen determinados alimentos, como por ejemplo las croquetas, no es recomendable usar el aceite varias veces porque se ensucia mucho.

⇒ Cuando se tenga que freír mucha cantidad de algún alimento —vamos a continuar con el ejemplo de las croquetas—, para que este quede bien frito hay que hacerlo de la siguiente manera: poner poca cantidad de croquetas para que no se toquen entre ellas; cuando empiecen a estar doradas se van retirando de la sartén, pero no se añaden más hasta que el resto no estén todas doradas y se saquen, porque de no hacerlo así bajaría la temperatura del aceite y las que se estuvieran friendo quedarían aceitosas.

⇒ Una vez frito el alimento, se deja en una rejilla o escurridera para que desprenda el aceite sobrante. También se puede poner encima de un papel absorbente, pero el papel hace el efecto de esponja si no se saca o cambia rápidamente.

⇒ Si hace falta aceite a medio freír, es importante recordar que, al mezclar un aceite modificado y un aceite limpio, se convierte todo en modificado.

⇒ Si se fríen alimentos enharinados, como puede ser el pescado, antes de freírlos es recomendable sacudir bien la harina sobrante para que no deje residuos en la sartén o freidora, ya que esta ensucia mucho y requema el aceite.

⇒ Antes de volver a usar el aceite, es preciso filtrarlo para eliminar los residuos que pudiera contener.

⇒ Cuando el aceite está muy caliente y desprende humo oscuro, aunque no se haya utilizado, ya se ha modificado porque se ha quemado y no es bueno para la salud.

X ERROR ALIMENTARIO

El aceite se reutiliza tantas veces como alimentos crudos se pongan a freír. No se cuentan los días transcurridos, sino los cambios de

BRASA, O BARBACOA, Y PLANCHA

La brasa, o barbacoa, la plancha y otras cocciones parecidas realzan el sabor de los alimentos sin la necesidad de ningún condimento añadido excepto sal.

Este sistema de cocción hace evaporar un porcentaje considerable de agua de los alimentos. Esto significa que quedan más secos de lo que pudieran quedar con otros sistemas de cocción.

Es curioso que para los bebés muchas veces las primeras carnes que comen, aparte de hervidas, sean las cocidas a la plancha. La plancha es un sistema de cocción sano, pero reseca mucho la carne. Por este motivo a los bebés les cuesta masticarla y es fácil que hagan bolas con ella.

Las barbacoas con resistencia eléctrica forman parte de este grupo de cocciones.

RECOMENDACIÓN NUTRICIONAL

➡ Con estos tipos de cocción prácticamente no se modifica el valor energético de los alimentos, siempre y cuando no se les añada aceite ni salsas.
➡ Las hierbas aromáticas y los condimentos, como la sal o la pimienta, no aumentan el valor energético de los alimentos.
➡ Una precaución que conviene tener con los alimentos cocidos con este sistema es evitar comerse las partes que a veces quedan requemadas, como carboncillo, porque no son saludables.

CONSEJOS

➡ Es importante procurar que los alimentos que se cuecen con estos sistemas de cocción no se peguen a la plancha o a las rejillas; estas deben estar muy limpias y calientes.
➡ La plancha para cocer carne debe ser ondulada para que la grasa y los jugos que se desprenden se escurran por los canales no tengan contacto con la carne, que así se asará mejor.
➡ Si la plancha es para cocer pescado ha de ser completamente plana y estar muy caliente cuando se ponga el pescado. Para que no se pegue el pescado mientras se cuece, va bien poner la sal directamente en la plancha en vez de en el pescado.
➡ Para asar un alimento a la brasa o a la barbacoa, lo importante es que el fuego no sea muy vivo (excepto cuando se trata de pescado). Si hay demasiado fuego, el alimento se quema por fuera y la cocción no es correcta.
➡ La carne, asada tanto a la brasa o barbacoa como a la plancha, es recomendable salarla al darle la vuelta, de esta manera saca menos jugos y queda más tierna.

COCCIONES AL HORNO

Las cocciones al horno son muy cómodas porque permiten controlar mejor la temperatura que si se cuecen al fuego.

Otra de sus ventajas es que los alimentos no se resecan y no hay que estar tan pendiente de ellos.

El horno permite distintos sistemas de cocción, como asados, guisos, gratinados, al vapor o deshidratados.

RECOMENDACIÓN NUTRICIONAL

➡ El valor nutricional de los alimentos cocidos en el horno depende de los ingredientes usados.

➡ No obstante, cualquier alimento que se cocine en el horno no necesita tanta grasa añadida, ya que, al tratarse de una cocción global, los alimentos no se resecan tanto como en el fuego.

➡ Generalmente, para cocinar los platos de una dieta de adelgazamiento o de control de las grasas, el horno es el sistema más adecuado, por los motivos expuestos anteriormente.

CONSEJOS

➡ La comodidad de cocer los alimentos en el horno es que no se ensucia la encimera y la cocina en general.

➡ El horno también va muy bien para calentar los alimentos ya cocidos, porque no los reseca.

➡ También va bien para que la salsa de un plato que se está preparando no se evapore, es aconsejable tapar el recipiente mientras se cuece.

➡ Si por el contrario se quiere que el alimento quede dorado, hay que cocerlo destapado.

➡ Prácticamente todos los recipientes para cocinar son aptos para ponerlos en el horno, excepto los que llevan asas de baquelita. En estos casos, se pueden envolver las asas con papel de aluminio, lo cual evita que se quemen.

➡ Es importante recordar que las cazuelas de barro se pueden poner en el horno. Es más fácil que se rompan en el fuego, ya que este tiene contacto directo con la cazuela; en cambio en el horno el calor es indirecto y global.

➡ Para controlar mejor el tiempo de cocción de los alimentos, el horno debe estar ya caliente al poner los alimentos, de esta manera empiezan a cocerse desde el momento en que se meten en el horno.

NOTA: Desde hace años los hornos industriales cuecen al vapor; esto es interesante porque permite cocer incluso verduras. Actualmente también se fabrican hornos de este tipo para uso doméstico. Son muy aconsejables porque, aparte de las prestaciones tradicionales, el vapor permite dar al alimento la humedad adecuada y evita que se reseque.

DESHIDRATAR

Los deshidratados, que se hacían tradicionalmente y se siguen haciendo por medio de calor, se consideran un sistema de conservación. En las nuevas tendencias culinarias se utiliza la deshidratación para una gran variedad de alimentos, por ejemplo, lonchas de jamón, hojas de lechuga o espinacas, rodajas finas de tomate, piña o naranja, que generalmente se usan para decorar los platos. Para hacer un buen deshidratado en el horno, la temperatura debe ser entre 60 y 100 ℃, y el tiempo de cocción es largo, de una a dos horas, en función del porcentaje de agua en la composición del alimento. Por ejemplo, no es lo mismo una loncha de jamón que una rodaja de tomate.

AL VAPOR

El sistema de cocción al vapor se puede aplicar a la mayoría de los alimentos. Es uno de los sistemas más adecuados para cualquier tipo de dieta, ya que los alimentos se cuecen con sus propios jugos.

Hay distintos procedimientos y utensilios para cocer al vapor. La cocción se puede hacer en unas ollas especiales para ello, en ollas a presión tradicionales o rápidas, con los alimentos envueltos en papel de aluminio, vegetal o especial para esta cocción, o metidos en bolsas de plástico o cajas de silicona (antiguamente para cocer con este sistema, se utilizaba el papel de estraza, muy difícil de encontrar hoy en día).

El rehogado es una cocción tradicional muy parecida al vapor porque el alimento se cuece a fuego muy lento y con el recipiente siempre tapado. La finalidad de esta cocción es la misma que el vapor, hacer que el alimento se cueza con su propio jugo.

Los alimentos cocidos al vapor tienen un aspecto parecido a los hervidos, pero el sabor cambia considerablemente ya que son mucho más sabrosos.

RECOMENDACIONES NUTRICIONALES

➡ Los alimentos cocidos al vapor no aumentan el valor calórico si no se añade ningún ingrediente energético.
➡ La cocción a la sal también es una forma de cocción al vapor, ya que el alimento se cuece con su propia sustancia, debido a que la capa protectora de sal evita que el calor penetre directamente en el alimento y lo deshidrate.
➡ Este sistema de cocción es muy recomendable para personas que tienen que seguir dietas bajas en calorías.

CONSEJOS

➡ No es aconsejable cortar los alimentos en trozos muy pequeños porque pierden sabor.

➡ Al envolver un alimento en papel de aluminio o papel vegetal para cocerlo al vapor siempre hay que dejar una cámara de aire para que se pueda formar mejor el vapor.

➡ Los alimentos cocidos en papillote con papel de aluminio u otro tipo de papel se pueden servir sin sacarlos de su envoltorio.

➡ El tiempo de cocción de los alimentos al vapor es más largo que una cocción tradicional, excepto si se hace al microondas o con ollas a presión.

➡ Es un sistema de cocción muy indicado para la alimentación infantil.

X ERROR ALIMENTARIO

¿Quién no ha oído decir que el papel de aluminio no es bueno para la salud si se cocina con él? El papel de aluminio empieza a descomponerse, es decir, a dejar residuos de metal, a partir de los 400 °C. Esta temperatura no la alcanza ningún horno ni fuego de uso doméstico. Lo que sí altera el papel de aluminio son los ácidos, como el zumo de limón, el tomate o la cebolla; en este caso la única precaución es retirar rápidamente el alimento del papel de aluminio una vez cocido.

No obstante, es cierto que el papel de aluminio contamina el medioambiente porque no se desintegra con facilidad.

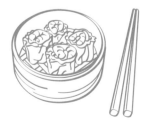

ASAR

El asado es un sistema de cocción para el que se puede emplear tanto el fuego como el horno. Intensifica el sabor de los alimentos, pero les proporciona una textura seca. Las salsas siempre se preparan aparte.

Un alimento asado siempre tiene un color dorado más o menos oscuro, lo que le da un aspecto muy presentable y festivo.

RECOMENDACIÓN NUTRICIONAL

➡ Los alimentos asados pueden aumentar el valor energético si se aprovecha la grasa de la cocción.
➡ La salsa que acompaña el asado aumenta su valor energético si no se retira la grasa de la cocción y se usa como un componente más de ella.

Para asar, tanto en el fuego como en el horno, la temperatura debe ser más alta que para un guiso.

Los ingredientes más habituales para aromatizar y hacer una salsa son: la cebolla, los ajos, el tomate, el laurel y otras hierbas. Además, suele añadirse algún tipo de alcohol, como vino, jerez o coñac.

Para que la cocción sea correcta, el recipiente ha de estar destapado.

Es muy cómodo hacer este tipo de cocción en el horno, porque la temperatura siempre es la misma y el calor global hace que el alimento se cueza de manera uniforme. Si se opta por el fuego, conviene ir dando vueltas al alimento de vez en cuando para que se cueza por todas partes por igual.

Hay personas que preparan el asado con manteca de cerdo para mejorar el sabor, pero es más aconsejable usar la mitad de aceite y la otra mitad de manteca de cerdo.

Los recipientes más adecuados para el asado son las cazuelas de barro, de hierro o de acero inoxidable con una base gruesa. También hay en el mercado unos recipientes que se llaman asadoras, pensados para este sistema de cocción.

GUISAR

Hay una gran diversidad de guisos. Se considera guiso toda clase de alimento que se cuece con una base de sofrito o similar y que por lo tanto siempre queda jugoso.

A diferencia de los asados, los alimentos cocinados con este sistema siempre van troceados y con la salsa incorporada.

Es un sistema de cocción en el que el alimento se modificará en función de los condimentos del guiso.

La textura de los alimentos guisados es más jugosa que la de los asados.

Generalmente los guisos de nuestra cocina tradicional empiezan con un sofrito que puede ser muy variado, con lo cual el resultado del plato también variará.

RECOMENDACIÓN NUTRICIONAL

➡ El guisado, sea del tipo que sea, siempre aumenta el valor energético del alimento.

➡ Para reducir el valor calórico del guiso es importante añadir la cantidad de aceite justa que se necesita para la cocción. No es recomendable que se vea grasa flotando en la salsa, ya que esta grasa es sobrante, lo único que hace es aumentar considerablemente el valor calórico del plato.

➡ Si el guiso es un primer plato, es aconsejable que el segundo sea muy ligero, como pescado o pollo a la plancha o en papillote; de esta manera no tomaremos más calorías de las necesarias.

➡ Si el guiso es el segundo plato, el primero debe ser ligero, como una ensalada mixta, una sopa o una crema vegetal.

CONSEJOS

➡ Los guisos de carne mejoran si se hacen con uno o dos días de antelación.

➡ Si el guiso es de pescado, es mejor prepararlo el mismo día para que mantenga más su sabor.

➡ Para que los guisos no sean pesados de digerir es importante hacerlos con poco aceite. Esto también permite apreciar mejor el sabor del alimento guisado.

Lo más importante para que los guisos salgan bien es cocerlos muy lentamente.

Para hacer una cocción correcta los recipientes deben ser de fondo grueso, que permiten la cocción lenta, ya que son los más adecuados para preparar un buen guiso.

Los guisos se pueden hacer en el fuego hasta el final o empezarlos en el fuego, con el sofrito, y terminarlos en el horno al añadir el resto de los ingredientes.

Cuando se guisa carne o pescado con patatas y legumbres, lo más habitual es cocerlo todo en el fuego.

Los guisos generalmente se cuecen tapados, tanto si se cocinan en el fuego como si se cuecen en el horno, para que no se evapore el líquido.

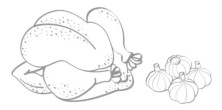

PREPARACIÓN BÁSICA: SOFRITO

El sofrito es una base que se utiliza mucho en nuestra cocina tradicional. Tiene unos ingredientes básicos y otros que se pueden añadir según lo que se cocine.

LA COMPOSICIÓN DEL SOFRITO:
El sofrito suele empezarse con aceite y cebolla y finalizarse con tomate.

No obstante, entre la cebolla y el tomate se puede agregar ajo y perejil, pimiento, vino o licor para aromatizar y otros muchos ingredientes que hacen que el sofrito cambie mucho de sabor.

RECOMENDACIÓN NUTRICIONAL

⇒ El valor energético del sofrito varía considerablemente según la cantidad de aceite que se le añada. El resto de los ingredientes habituales son poco calóricos.
⇒ También aumenta su valor energético si se enriquece con una picada de frutos secos.
⇒ Debido a su alto valor energético, es aconsejable poner poco aceite cuando se empieza un sofrito, y que la cebolla se ponga a sofreír con el aceite frío. De esta manera a medida que se va calentando el aceite se cuece la cebolla y no se quema, y además no hay grasa sobrante.

⇒ Para preparar el sofrito lo más importante es que la cebolla esté bien picada. Lo que va mejor es picarla con el cuchillo o con un aparato que la corte pequeña pero que no le haga soltar el agua, ya que si suelta agua pierde parte de su sabor y se quema más rápidamente. Por este motivo no es recomendable el rallador.
⇒ Para que la cebolla se sofría bien el recipiente debe ser de fondo grueso; de esta manera se puede cocer lentamente sin quemarse. Se cocerá mejor en un cazo o cazuela que en una sartén, aunque sea de fondo grueso, ya que la sartén tiene las paredes más bajas.
⇒ Para empezar un sofrito para cuatro personas en un cazo, con dos cucharadas de aceite son más que suficiente, si se ponen el aceite y la cebolla en frío; lo importante es que la cocción sea lenta.
⇒ La cebolla estará en su punto cuando se vuelva transparente y esté un poco confitada. Entonces se le pueden añadir el resto de los ingredientes.
⇒ La cantidad de aceite necesaria será la que absorba la cebolla, pero no más, porque la cebolla absorbe aceite al principio de la cocción, pero a medida que se va cociendo lo va soltando.
• Si se utiliza vino o licor debe añadirse cuando la cebolla esté cocida y antes de poner otro ingrediente licuado, como el tomate rallado, para que el alcohol se reduzca bien.

ESQUEMA DE COCCIONES DE DIFERENTES ALIMENTOS

VERDURAS Y HORTALIZAS

Hojas: col (blanca, valenciana, lombarda, repollo...), apio, acelgas, espinacas, diferentes hojas para ensalada (diente de león, canónigos, berros...), lechuga, escarola, etc.

Cocción tradicional	• hervido
Cocciones alternativas	• vapor o microondas • rehogado • guisado • deshidratado

Pencas: apio, cardo, acelga, etc.

Cocción tradicional	• hervido
Cocciones alternativas	• vapor o microondas • rehogado • guisado • rebozado y frito

Flores: alcachofa, coliflor, brócoli, espárrago (flor de calabacín, etc.)

Cocción tradicional	• hervido
Cocciones alternativas	• vapor o microondas • rehogado • guisado • rebozado y frito • barbacoa, brasa o plancha

Brotes: col de Bruselas, brote de col, etc.

Cocción tradicional	• hervido
Cocciones alternativas	• vapor o microondas • rehogado • guisado • rebozado y frito

Raíces: zanahoria, remolacha, rábano, etc.

Diferentes cocciones	• hervido • vapor o microondas • sofrito • rehogado • guisado

Bulbos: puerro, cebolla, chalota, etc.

Diferentes cocciones	• hervido • vapor o microondas • sofrito • rehogado • guisado • asado

Frutos: judía tierna, berenjena, pimiento, calabacín, tomate, etc.

Cocción tradicional	• hervido • sofrito • crudo en ensalada
Cocciones alternativas	• vapor o microondas • asado • rehogado • rebozado y frito • barbacoa, brasa o plancha • guisado

Tubérculos: patata, tupinambo, boniato y batata.

Cocción tradicional	• hervido • frito
Cocciones alternativas	• vapor • microondas • olla a presión • horno • hervido con piel • guisado • asado

Hongos: todo tipo de setas comestibles (frescas, congeladas o en conserva).

Cocciones tradicionales	• guisado • rehogado • brasa o plancha • vapor

 NOTA: Hay una gran variedad de verduras y hortalizas que se pueden comer crudas, lo cual significa consumirlas con una alteración nutricional mínima.

CEREALES	
Trigo y arroz	
Cocción tradicional	• hervido • guisado
Cocciones alternativas	• vapor o microondas • horno

LEGUMBRES

Lentejas, **alubias**, **garbanzos**…

➡ Precisan de 6 horas de remojo: todo tipo de alubias, garbanzos, lentejas, soja y los guisantes y las habas secas.

➡ Cocción básica: hervido, generalmente en agua fría, excepto los garbanzos, que es aconsejable ponerlos a cocer en agua hirviendo.

➡ Los guisantes y las habas tiernas no precisan remojo porque en su composición tienen un contenido de agua elevado que incluso permite cocerlos al vapor o rehogados.

➡ Tampoco precisan remojo según qué tipo de lentejas y las alubias tiernas.

HUEVOS

Cocciones:

➡ **vapor:** cocidos en una sartén, con unas gotas de aceite de 2 a 3 minutos, si gustan más cocidos taparlos.

➡ **fritos:** cocidos en una sartén pequeña con mucho aceite. Es una cocción muy rápida.

➡ **poché o escalfados:** cascados y cocidos lentamente en agua hirviendo y un poco de vinagre durante 3 minutos; si no se está seguro de que sean muy frescos, va muy bien envolverlos con film alimentario.

➡ **duros:** puestos a cocer con cáscara en agua fría, durante 8 o 9 minutos a partir de que arrancan el hervor.

➡ **pasados por agua:** puestos a cocer con cáscara en agua hirviendo unos 3 minutos, según como se prefiera la clara de cocida. Cuando se cuecen recién sacados de la nevera se pueden romper si se sumergen en el agua hirviendo.

➡ *mollet*: cocidos con cáscara directamente en agua hirviendo para controlar el tiempo de cocción (5 minutos).

➡ **tortilla:** batidos y cuajados en una sartén con muy poco aceite; pueden ser a la francesa o redondas, de huevo solo o rellenas con una gran variedad de ingredientes. Actualmente también se cuecen al horno, en particular si son muy gruesas, para asegurar una cocción uniforme y correcta.

➡ **revueltos:** batidos y cocidos en una sartén o cazo con muy poco aceite o mantequilla y sin parar de remover para que no se cuajen por completo. Se pueden mezclar con una gran variedad de ingredientes.

CARNE, PESCADOS Y MARISCOS	
Cocción tradicional	• plancha, barbacoa o brasa • hervido • guisado • asado • fritura y rebozado
Cocciones alternativas	• vapor (en papillote) • olla a presión • asado sin grasa en el horno • en el microondas • a la sal • guisado con hortalizas • rebozados no convencionales

QUÉ DEBES SABER PARA COCINAR

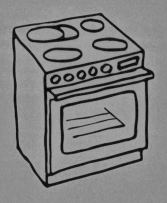

Hay diferentes sistemas con los que se logra el nivel de temperatura necesario para cocinar los alimentos.

ENCIMERAS

➡ **Gas natural o butano:** Son prácticas porque su sistema de calor permite regular la intensidad del calor y se adapta a cualquier tipo de material para cocinar. El gas es una energía más económica que la electricidad. En cuanto a la seguridad, a pesar de que las normativas actuales exigen unas medidas preventivas para evitar escapes de gas en caso de que se apague el fuego mientras se esté cocinando, las encimeras de gas no siempre son seguras al cien por cien, y por este motivo actualmente ha aumentado la venta de encimeras eléctricas. Otra desventaja es que no son tan fáciles de limpiar.

➡ **Vitrocerámica eléctrica:** Este tipo de encimeras requiere utensilios de cocina de materiales adecuados, que ya vienen indicados. Se trata de una fuente de calor que tarda en subir de temperatura, pero que tiene calor residual, con lo cual, una vez desconectada, se puede continuar cocinando unos minutos más. La vitrocerámica es muy segura y práctica de limpiar.

➡ **Calor por inducción:** Son las encimeras que más se están instalando hoy en día por su seguridad y porque son fáciles de limpiar. La temperatura sube rápidamente, la zona de cocción no quema si se toca y la intensidad del calor se regula bien. Actualmente los utensilios de cocina ya se indica si están preparados para este tipo de calor, no obstante, los que no lo están no transmiten calor.

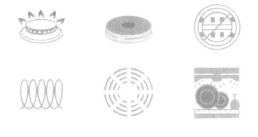

HORNOS

Actualmente los hornos más estandarizados que hay en el mercado son los eléctricos, porque son los más prácticos y seguros.

Las prestaciones pueden variar de un modelo a otro, pero en los libros de instrucciones se especifican las que ofrece cada horno. Lo importante es que el horno tenga las que más se usan, que son:

- resistencia inferior
- resistencia superior
- gratinador
- resistencia inferior y superior
- difusor de aire
- difusor de aire y resistencia superior

Hay hornos que tienen funciones complementarias, como los que están preparados para descongelar o los que llevan microondas incorporado. Aparte de los mandos básicos, es decir, los indicadores de las prestaciones y el indicador del calor (generalmente en grados), algunos modelos cuentan con termóstato, sistemas de programación y desprogramación o autolimpiador en los modelos pirolíticos.

Como pasa con la mayoría de los electrodomésticos, los hornos, al margen de las prestaciones de que dispongan, pueden ser estándar, de gama alta o de gama superior. La diferencia entre unos y otros radica en los materiales con que se han fabricado y en la precisión del calor, más que en las prestaciones. No obstante, como todos los demás electrodomésticos, los hornos tienen fecha de caducidad, y en la actualidad es impensable que puedan durar veinte años.

MICROONDAS

El microondas está formado básicamente por:

- un generador eléctrico
- un transformador
- un generador de ondas (magnetrón)
- un conductor de ondas
- un plato giratorio

Puede tener elementos complementarios, como un gratinador.

La cocción en el microondas consiste en que las ondas penetran en el alimento y lo cuecen desde dentro hacia fuera, por esta razón el tiempo de cocción se reduce considerablemente. Es un sistema de cocción completamente distinto de los convencionales y muy práctico para calentar todo tipo de alimentos, sean líquidos o sólidos.

Asimismo, está destinado para descongelar alimentos, tanto si se han congelado crudos como si se han congelado cocidos. Para descongelar un alimento crudo, sin embargo, es importante tener en cuenta que si el alimento no tiene una forma regular, cuando se haya descongelado la parte más gruesa, la más delgada estará ya cocida.

Es importante recordar que en el microondas es posible hacer unas cocciones al vapor, de verduras, patatas o pescado, muy interesantes nutricionalmente. Por el contrario, con la carne, no se obtienen tan buenos resultados. En el microondas también se pueden cocer pasteles.

Para cocinar en el microondas se deben usar los siguientes materiales:

- recipientes de cristal y plástico en los que indique que son aptos para este uso
- tapaderas estándar para microondas
- bolsas de plástico diseñadas para este uso
- film alimentario

No se puede introducir ningún tipo de metal en el microondas, excepto si lo indica.

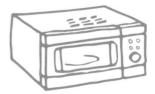

¿QUÉ UTENSILIOS SE NECESITAN PARA COCINAR?

Es difícil determinar exactamente cuáles son los utensilios de cocina más prácticos; resultarán prácticos aquellos que se utilicen. No obstante, hay algunos que son más necesarios que otros, por ejemplo:

⇒ **Juego de cuchillos**, alguno que sea de sierra.
⇒ **Pelapatatas**, que te resulte práctico a ti (porque hay muchos modelos en el mercado).
⇒ **Trinchante** grande, de madera o de un material homologado.
⇒ **Juego de cuchara, espumadera, cucharón**, etc. Conviene tener la precaución de que sean adecuados para aquellos recipientes que no pueden tener contacto con metal.
⇒ **Sacacorchos**, generalmente los clásicos son los que funcionan mejor.
⇒ **Cazos**, va bien tener dos de diferente medida.
⇒ **Olla**, para preparar sopas y caldos, pero también para cocer verdura, pasta y legumbres. Se puede sustituir por una olla a presión.

⇒ **Cazuela**, para preparar los guisos y asados, que pueda ir al horno. Las de hierro fundido van muy bien porque en ellas no se pegan los guisos.
⇒ **Sartenes**, es aconsejable tener un par de diferente medida. En el mercado hay una gran variedad de modelos de precios muy dispares; no porque una sartén sea más cara va a durar más tiempo, así que las de una calidad media es suficiente, porque tanto se rallan las más caras como las más baratas.
⇒ **Coladores**, un par, uno normal para escurrir pasta, verdura, etc., de plástico o de acero inoxidable, y otro pequeño para colar infusiones, mejor si es de acero inoxidable.
⇒ **Molinillo de pimienta**, si se quiere que la pimienta sea más aromática es aconsejable molerla al momento.
⇒ **Salero**, práctico y fácil de limpiar.
⇒ **Vinagreras**, las que van mejor son las de cristal, porque se ve la cantidad de líquido que contienen y se pueden poner en el lavavajillas.
⇒ **Salvamanteles**, es recomendable porque si se pone un recipiente caliente directamente en el mármol o un material semejante puede dejar una mancha permanente o difícil de quitar.

➡️ **Pequeños electrodomésticos** que se pueden tener:
- unas balanzas digitales
- trituradora multifuncional, que sea de fácil manejo y limpieza
- exprimidora para hacer zumos de fácil manejo
- cafetera, si es que gusta el café
- en caso de que gusten las tostadas, una tostadora de pan

➡️ **Equipo:**
- **Platos**, **cubiertos** y **bandejas**, los necesarios, que sean resistentes y fáciles de limpiar.
- **Vasos**, **copas** y **tazas**, los necesarios, y que sean fáciles de limpiar.
- **Un par de delantales**, mejor que no sean de un color únicamente, porque se ven más las manchas.
- **Unas manoplas**, es aconsejable que no lleven fibra que sean de algodón o de silicona.
- **Paños de cocina de rizo** para secar las manos, siempre secan más que los otros. Actualmente se están sustituyendo por papel de cocina.
- **Paños de cocina de lino** para secar copas de cristal fino y la vajilla delicada.

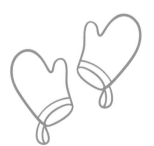

RECETAS

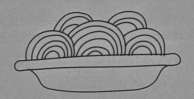

Antes de ponerse a cocinar, es indispensable decidir lo que se quiere hacer. No es lo mismo preparar la comida diaria para los de casa que un menú para cuando se tienen invitados.

PAUTAS PARA ELEGIR UN MENÚ

A la hora de elegir un menú para invitados hay que tener en cuenta algunos puntos, como los siguientes:

➡ Para hacer las compras es importante recordar que el lunes no es el mejor día para ello, ya que generalmente no hay mercado central. Para más seguridad, es mejor comprar el sábado.

➡ Que el menú ha de ser variado, lo cual significa que, si se prepara una ensalada fría de primer plato, el segundo deberá ser caliente. En caso de querer servir quesos, deben llevarse a la mesa entre el segundo plato y el postre; pueden ir acompañados de una ensalada simple.

➡ Hay que procurar que no se repitan ingredientes; por ejemplo, no es recomendable combinar una crema de pollo de primero y un *coq au vin* (pollo o gallina al vino) de segundo, porque, aunque tanto el color como el sabor de los platos es completamente diferente, los dos están hechos con aves. Tampoco está bien que los diferentes platos que se sirvan lleven salsa de tomate o salsa bechamel.

➡ Es importante que el menú guste a los invitados. No es conveniente preparar unos callos, unos caracoles o unos buñuelos de seso para unos invitados cuyos gustos no se conocen, porque los comensales podrían pasarlo mal.

➡ Que los platos elegidos se adapten a la estación del año: en verano los menús han de ser refrescantes y ligeros, como lo son las ensaladas, las sopas frías, los pescados al horno o a la plancha y los guisos muy ligeros de carne. Por el contrario, en invierno se pueden preparar salsas y guisos sustanciosos, asados y caldos.

➡ No hay que ser innovador en los menús si los invitados son personas mayores o hay niños pequeños.

➡ Se debe procurar tener el menú lo más adelantado posible cuando lleguen los invitados para poder estar relajado y descansado.

MANUAL DE USO DE LAS RECETAS

1	Casi todas las recetas son para dos personas porque las cantidades de los ingredientes resultan fáciles tanto de multiplicar como de dividir. En las que son para más comensales se indica el número.
2	En cada receta se señala el grado de dificultad.
3	En el apartado de los ingredientes se especifica si han de estar previamente preparados de alguna manera. En casi todas las recetas la lista de ingredientes sigue el orden en que se van a utilizar, excepto el aceite y los condimentos.
4	Las explicaciones están pautadas por el orden en que se debe elaborar la receta.
5	En relación a las medidas, cuando se pone cucharada es sopera, de lo contrario se especifica si es de postres o de café.
6	Al final de cada receta hay un apartado de «indicaciones» que da más información sobre la propia receta.

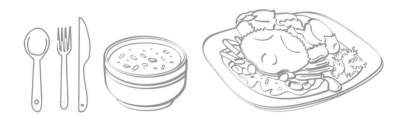

ENSALADAS

ENSALADA PÉRIGOURDINE

Dificultad: media

Ingredientes

2 patatas medianas
hervidas con piel
o cocidas en el
microondas
1 escarola pequeña
limpia, escurrida
y troceada
1 molleja de pato
confitada (opcional)
25 g de piñones
50 g de *magret* de pato
cortado fino, jamón
serrano o jamón ibérico
1 cucharadita de café
de cebollino o perejil
picado

Para la salsa vinagreta
3 cucharadas de aceite
de oliva
1 cucharada de vinagre
sal y pimienta molida

Preparación

- Una vez estén frías las patatas, pelarlas y cortarlas en rodajas.
- En una sartén pequeña, dorar los piñones (sin aceite). Cuando estén dorados, retirarlos y dejarlos encima de un papel de cocina absorbente.
- Mezclar los ingredientes de la vinagreta.
- Poner la escarola en una bandeja o platos individuales, repartir encima las patatas, las mollejas, el *magret* de pato o el jamón, los piñones y el cebollino.
- Aliñar la ensalada con la salsa preparada.

INDICACIONES:

> Las patatas y las mollejas (si se ponen) pueden ponerse calientes en la ensalada, calentadas en el microondas.
> Las patatas cocidas con piel se conservan varios días en la nevera.

ENSALADA DE QUINOA A LA GRIEGA

Dificultad: media

Ingredientes
150 g de quinoa
1 corazón de lechuga
   deshojado, limpio, seco
   y cortado en trozos
2 tomates para ensalada
   medianos, o 1 grande,
   cortados en dados
1 lata pequeña de atún
   escurrido
75 g de queso feta
   cortado en dados
   pequeños
½ pepino pelado
1 cebolla pequeña pelada
   y cortada en láminas
   finas
40 g de aceitunas negras

Para la salsa vinagreta
3 cucharadas de aceite
   de oliva virgen
1 cucharada de vinagre
½ cucharadita de café
   de orégano seco
sal y pimienta molida

Preparación
- Poner a cocer la quinoa en una cacerola con abundante agua hirviendo y salada, unos 10 minutos. Pasado este tiempo de cocción, escurrirla rápidamente.
- Preparar la salsa vinagreta poniendo todos los ingredientes en un bol y removiéndolos bien. Añadir la quinoa al bol, mezclarla con la vinagreta y ponerla en la nevera para que se enfríe.
- Sacar las pepitas del pepino con la ayuda de un cuchillo y cortarlo en dados.
- Una vez fría la quinoa, añadirle el resto de los ingredientes.

INDICACIONES:
> Se puede sustituir la quinoa por arroz, lentejas o pasta pequeña.
> Si se aumenta un poco la cantidad de atún y queso, se puede tomar la ensalada como plato único.

Dificultad: baja

Ingredientes

250 g de bacalao
  desalado (puede ser
  congelado)
250 g de habas
  baby (pueden ser
  congeladas)
75 g de chorizo (puede
  ser picante) cortado
  en lonchas finas
1 cucharadita de café
  de ajo picado (puede
  ser seco o congelado)
1 rama de perejil fresco
  limpio y picado
3 cucharadas de aceite
  de oliva virgen
sal y pimienta molida

Preparación

- Escurrir y secar bien el bacalao, y ponerlo a freír en una sartén con la mitad del aceite bien caliente, primero 2 minutos por la parte de la piel y después por el otro lado hasta que esté bien cocido (unos 10 minutos); seguidamente, ponerlo a escurrir en una rejilla.
- Cocer las habas en agua hirviendo y salada unos 5 minutos. Pasado el tiempo de cocción, escurrirlas y pasarlas por la sartén con el resto del aceite. Retirar las habas, saltear ligeramente el chorizo y dejarlo escurrir en papel absorbente.
- Retirar la piel al bacalao y desmenuzarlo con dos tenedores.
- En un bol poner el bacalao, las habas, el chorizo, el ajo y el perejil; condimentar con sal y pimienta y ya está lista para servir.
- Esta ensalada se deber servir tibia.

INDICACIONES:

> Las habas pueden ser en conserva o aprovechar las que hayan sobrado de otro día.
> Si a alguien no le gustan el ajo o el perejil crudos, se pueden freír con el bacalao.
> No saltear el chorizo antes que las habas, porque las habas quedarían con el color alterado.

Dificultad: baja

Ingredientes
restos de pollo o carne
  asada
½ bolsa de mezcla de
  hojas para ensalada
  limpias y escurridas
75 g de virutas de queso
  manchego
4 tomates confitados
  cortados en tiras
40 g de picatostes
  (mejor si son con sabor
  a ajo y perejil)

Para la salsa
½ cucharadita de café
  de perejil picado
1 cucharada de vinagre,
  mejor si es de jerez
3 cucharadas de aceite
  de oliva virgen

Preparación
- Cortar el pollo o la carne en láminas finas y pequeñas.
- En una ensaladera, poner todos los ingredientes y removerlos bien.
- Aparte, mezclar los ingredientes de la salsa, añadirlos a la ensalada y volver a mezclar.

INDICACIONES:
> A esta ensalada se le pueden añadir una gran variedad de ingredientes, como patatas asadas o hervidas, alubias o lentejas hervidas, un poco de arroz o pasta...
> Se puede sustituir el pollo o la carne asada por jamón cocido.
> Según cómo sea de variada la ensalada, puede ser un buen plato único.

ENSALADA PRIMAVERA

Dificultad: baja

Ingredientes

100 g de habas pequeñas
   muy tiernas (pueden ser
   congeladas)
100 g de guisantes muy
   tiernos (pueden ser
   congelados)
1 zanahoria pequeña muy
   tierna pelada y cortada
   en dados pequeños
½ bolsa de hojas
   de espinacas para
   ensalada, limpias
   y escurridas
2 cucharadas de salsa
   pesto
2 bolas de mozzarella
   pequeñas, o ½ de
   normal, cortadas en
   dados pequeños
sal

Preparación

- En un cazo poner a calentar agua salada. En cuanto empiece a hervir, añadir las habas, los guisantes y las zanahorias; cuando vuelva a arrancar el hervor, dejarlos cocer unos 5 minutos y retirarlos rápidamente del fuego y escurrirlos.
- En un bol mezclar los vegetales escurridos, las hojas de espinacas, el pesto y la mozzarella.
- Esta ensalada se puede servir tanto a temperatura ambiente como fría.

INDICACIONES:

> Aunque los vegetales del tiempo son más recomendables por su valor nutricional, también es cierto que son más caros que los congelados.
> Esta ensalada se puede preparar con vegetales congelados, excepto las espinacas, que se pueden sustituir por otro tipo de hojas para ensalada.
> Esta ensalada también se puede aliñar con otro tipo de salsa.

ENSALADA DE ATÚN CON SANDÍA

Dificultad: baja

Ingredientes

1 lata de atún al natural
escurrido y troceado
¼ de sandía pequeña,
mejor sin semillas,
pelada y cortada en
dados
100 g de arroz largo
½ bolsa de hojas de
ensalada variadas,
limpias y escurridas
4 rábanos limpios
(opcional)

Para la salsa

1 chalota pelada
y picada muy pequeña
(puede ser una cebolla
tierna pequeña)
2 cucharadas de vinagre
balsámico
3 cucharadas de aceite
de oliva virgen
1 cucharadita de postres
de mostaza (opcional)
sal y pimienta molida

Preparación

- Poner a cocer el arroz en un cazo con agua hirviendo y salada de 16 a 18 minutos. Pasado el tiempo de cocción, escurrirlo rápidamente, sin pasarlo por agua, y extenderlo en un plato para que no se pegue.
- Preparar la salsa con todos los ingredientes del apartado bien mezclados.
- Poner todos los ingredientes de la ensalada en un bol grande, o repartirlos en dos boles individuales, procurando que no se desmenucen los dados de sandía, y aliñarlos con la salsa preparada.

INDICACIONES:

> Se puede sustituir el atún por mejillones abiertos al vapor.

Dificultad: baja

Ingredientes

1 escarola pequeña
  deshojada, limpia
  y escurrida
50 g de beicon cortado
  en trocitos pequeños
4 huevos de codorniz
1 rebanada grande o
  2 rebanadas pequeñas
  de pan del día anterior
  cortadas en dados

Para la salsa de menta

4 hojas de menta fresca
  picadas
2 cucharadas de zumo
  de limón
4 cucharadas de aceite
  de oliva virgen
sal y pimienta molida

Preparación

- Poner los huevos de codorniz en un cazo con agua fría al fuego. Cuando arranquen el hervor cocerlos durante 3 minutos. Seguidamente, retirarlos y ponerlos en agua fría para parar la cocción. Cuando estén completamente fríos pelarlos y partirlos por la mitad. Debería quedar la yema un poco cruda.

  También se pueden cocer al vapor; en este caso, cascar los huevos y cocerlos en una sartén con unas gotas de aceite y tapados; cuando la clara esté cuajada retirarlos y salarlos.
- En una sartén sin aceite dorar los trocitos de beicon. Una vez dorados retirarlos y freír los dados de pan muy rápidamente para que no se quemen.
- Preparar la salsa mezclando bien todos los ingredientes del apartado.
- Repartir la escarola en dos platos, junto con los trocitos de beicon, los dados de pan tostado y los huevos. Servir la salsa aparte.

INDICACIONES:
- Se puede sustituir el beicon por jamón cocido o jamón de pava cocido.
- La escarola se puede sustituir por lechuga.
- Se puede preparar doble cantidad de salsa, de esta manera ya se tiene hecha para otra ocasión, porque se conserva varios días en la nevera.

FRESONES LAMINADOS CON JAMÓN

Dificultad: baja

Ingredientes
250 g de fresones de
   la misma medida, limpios
100 g de jamón serrano
   o ibérico cortado
   muy fino
aceite de oliva virgen
el zumo de ½ limón
pimienta molida

Preparación
- Cortar los fresones en láminas finas y colocarlos en forma de flor en dos platos.
Condimentarlos con la pimienta molida, el zumo de limón y un hilo de aceite.
- Repartir encima el jamón y servir los platos rápidamente.

INDICACIONES:
› Se comen muchos tipos de frutas como primer plato. Los fresones no son muy habituales, pero resultan muy refrescantes.
› Esta ensalada se puede preparar con melón o higos.

CARPACCIO DE CHAMPIÑONES CON PARMESANO

Dificultad: baja

Ingredientes
200 g de champiñones muy frescos limpios
40 g de queso parmesano cortado
   en virutas
flor de sal

Para la salsa al limón
1 limón (mejor si es verde)
2 hojas de albahaca picadas
3 cucharadas de aceite de oliva virgen
pimienta molida

Preparación
- Cortar los champiñones en láminas muy finas. Una vez cortados, extenderlos en una fuente plana.
- Preparar la salsa con todos los ingredientes del apartado bien mezclados y aliñar los champiñones con ella rápidamente para que no se ennegrezcan.
- Repartir las virutas de queso por encima del carpaccio y espolvorearlo todo con un poco de flor de sal.

INDICACIONES:
› Es importante que los champiñones sean muy tiernos, porque si tienen la parte inferior oscura el sabor ya no es el mismo.

TABULÉ

Dificultad: baja-media

Ingredientes

100 g de cuscús de grano
  fino o sémola
2 tomates medianos rojos
  y fuertes, pelados,
  sin semillas y cortados
  en dados pequeños
½ pimiento rojo
  pequeño, limpio
  y cortado en dados
  pequeños
½ pimiento verde
  pequeño, limpio
  y cortado en dados
  pequeños
1 cebolla (mejor si es
  tierna) pelada y cortada
  en dados pequeños
zumo de ½ limón
hierbas aromáticas:
  perejil, cilantro
  y menta fresca, todo
  picado muy pequeño
3 cucharadas de aceite
  de oliva
sal y pimienta molida

Preparación

- Poner el cuscús en agua fría el tiempo que se indique en el envase. Removerlo de vez en cuando con dos tenedores para que los granos no se peguen.
  Cuando esté al punto, escurrirlo si es necesario y añadirle el resto de los ingredientes (también el zumo de limón), salvo las hierbas aromáticas y el aceite.
- Dejarlo en la nevera durante 2 horas como máximo.
- Justo antes de servir el tabulé, añadir las hierbas aromáticas y el aceite y salpimentarlo. Volver a removerlo con los tenedores.

INDICACIONES:

> Es importante seguir las instrucciones de preparación que se dan en el envoltorio.
> Se puede prescindir del perejil o del cilantro, pero la menta es un ingrediente básico para dar al tabulé sensación de frescor.
> Si se hace el tabulé con más de dos horas de antelación, no es aconsejable mezclar las hortalizas con el cuscús porque se reblandecen y pierden color.

SOPAS Y CREMAS

SOPA DE CANÓNIGOS CON CHORIZO

Dificultad: baja

Ingredientes

1 bolsa pequeña de
canónigos limpios
1 calabacín pequeño
pelado y cortado
pequeño
½ manzana verde pelada
y cortada
1 cebolla pequeña pelada
y picada (o 1 cucharada
de cebolla congelada)
500 ml de caldo de pollo
(preparado)
8 rodajas de chorizo sin
piel
1 quesito o 1 cucharada
de crema de leche para
cocinar
2 cucharadas de aceite
de oliva
sal y pimienta molida

Preparación

- Poner a cocer con el aceite frío la cebolla, el calabacín y la manzana, unos 10 minutos. Seguidamente añadir los canónigos, remover y dejarlos cocer hasta que se hayan reducido. Salpimentar, añadir el caldo y dejarlo cocer unos 20 minutos más.
- Poner las rodajas de chorizo en una sartén al fuego (sin aceite) y dorarlas por los dos lados, procurando que queden un poco crujientes.
- Añadir el quesito o la crema de leche a la preparación y triturarla.
- La sopa se puede servir fría o caliente, en platos individuales con el chorizo por encima.

INDICACIONES:
> Esta sopa también queda muy buena hecha con lechuga francesa.
> Va bien hacer más cantidad y tenerla preparada para otro día.

SOPA DE LENTEJAS

Dificultad: baja-media

Ingredientes (4 personas)

250 g de lentejas cocidas
y escurridas

50 g de tocino magro no
ahumado cortado en
cuatro trozos

1 zanahoria pelada y
cortada en rodajas
gruesas

1 puerro, solo la parte
más blanca, cortado en
rodajas gruesas

2 cebollas pequeñas
peladas y partidas por la
mitad

4 dientes de ajo pelados
y escaldados

2 tomates maduros
pelados y cortados en
dados

1 ramito de hierbas:
laurel, menta y perejil

1 litro de caldo de ave
preparado

2 cucharadas de aceite
de oliva

1 clavo de olor (opcional)

sal y pimienta molida

Preparación

- En una olla poner el aceite junto con las cebollas, la zanahoria, el puerro, los ajos y el tocino, dejarlo cocer durante unos 15 minutos. Añadir el tomate y darle unas vueltas.
- Pasado el tiempo de cocción, añadir las lentejas, las hierbas aromáticas, el clavo y el caldo caliente, y salpimentar la sopa. Dejarla cocer lentamente unos 15 minutos más y ya estará lista para servir.

INDICACIONES:

> Para esta sopa se pueden aprovechar las lentejas que hayan sobrado de otro día.

> Esta sopa se puede preparar con otro tipo de legumbre, como soja, garbanzos o alubias.

> En esta receta, los ingredientes se han calculado para cuatro raciones porque es difícil preparar la sopa con cantidades más pequeñas, pero se puede conservar en la nevera varios días o congelarla.

> Si las lentejas son crudas, se necesitan unos 150 gramos, y se cuecen lentamente en el caldo hasta que estén cocidas.

POTAJE DE ESPÁRRAGOS VERDES

Dificultad: baja

Ingredientes

1 manojo de espárragos
verdes o 300 g de
espárragos congelados
limpios
1 chalota o cebolla
pequeña pelada y
picada
100 ml de leche, mejor si
es de arroz o almendras
sin azúcar
1 cucharada de aceite de
oliva más 1 para decorar
sal y pimienta molida

Preparación

- Poner los espárragos a cocer en medio litro de agua
hirviendo y salada. Pasados unos 8 minutos, escurrirlos y reservar el agua. Dejar 4 puntas de espárrago para
decorar.
- En una cazuela pequeña, cocer lentamente la chalota
con el aceite. Cuando esté bien reblandecida, añadir
los espárragos troceados, dejarlos sofreír un par de minutos y verter más de la mitad del líquido de la cocción
de los espárragos.
Salpimentar y dejarlo cocer unos 20 minutos.
- Pasado el tiempo de cocción, retirar del fuego, triturar
los espárragos con la leche y pasarlo por un colador fino para separar la fibra. Rectificar de sal si es necesario.
- Servir el potaje a temperatura ambiente con las puntas de espárrago reservadas y decorado con un hilo de
aceite.

INDICACIONES:
> Si se quiere potenciar el sabor del plato, se puede
añadir al líquido de la cocción de los espárragos
un cubito de caldo vegetal.
> La leche de arroz se puede sustituir por otra clase
de leche.

CREMA DE HABAS CON MENTA

Dificultad: baja

Ingredientes

400 g de habas baby (pueden ser frescas o congeladas)
1 cebolla pequeña, mejor si es tierna, pelada y picada
500 ml de caldo de pollo (preparado)
4 ramas de menta fresca (2 ramas para decorar y el resto de las hojas picadas)
½ cucharadita de perejil picado
75 g de queso fresco
2 cucharadas de aceite de oliva
sal y pimienta molida

Preparación

- Cocer la cebolla con el aceite hasta que esté reblandecida. Seguidamente añadir las habas, darles unas vueltas, añadir el caldo y las hierbas aromáticas y cocerlo 20 minutos. Unos 5 minutos antes de terminar la cocción, salpimentar el caldo.
- Retirar el caldo del fuego y cuando haya bajado la temperatura, triturarlo con el queso.
- Servir la crema caliente o fría, decorada con las ramitas de menta.

INDICACIONES:
> Esta crema también queda muy buena con guisantes.

GAZPACHO DE MELÓN

Dificultad: baja

Ingredientes

1 melón cantalupo bien maduro y frío
1 diente de ajo pelado
100 g de miga de pan
1 cucharada de vinagre de jerez
3 cucharadas de aceite de oliva virgen
2 lonchas de jamón serrano
sal y pimienta molida

Preparación

- Partir el melón por la mitad, retirar las semillas, trocear la pulpa y triturarla con el ajo, la miga de pan, el vinagre, el aceite, la sal y la pimienta.
- Poner las lonchas de jamón envueltas en papel de horno en el microondas unos 4 minutos a temperatura media, para que queden bien crujientes.
- Servir el gazpacho muy frío, con las lonchas de jamón decorativamente a un lado de los boles.

INDICACIONES:
> Se puede preparar el gazpacho con otra variedad de melón.
> Se puede sustituir el jamón por bolitas de melón, y más decorativas si son de otra variedad de melón que tenga la pulpa de otro color.

SOPA DE MEJILLONES

Dificultad: baja

Ingredientes

750 g de mejillones
  limpios
1 cebolla mediana pelada
  y troceada pequeña
1 hoja de laurel
1 puerro limpio y picado
  muy pequeño
100 g de arroz
unas hebras de azafrán
  tostado
unas hebras de azafrán
  sin tostar para la
  decoración
2 cucharadas de aceite
  de oliva
sal y pimienta molida

Preparación

- Poner los mejillones en una cazuela con medio litro de agua, la cebolla y la hoja de laurel. Dejarlos cocer durante unos 5 minutos, hasta que se hayan abierto todos.
- Una vez abiertos los mejillones, escurrir el líquido y reservarlo. Separar las conchas de los mejillones y reservarlos.
- En la misma cazuela, cocer el puerro con el aceite lentamente, hasta que empiece a dorarse. En este punto, añadir el líquido reservado y el azafrán tostado. Cuando el caldo arranque el hervor, agregar el arroz, salpimentarlo con precaución, porque el líquido de los mejillones puede ser fuerte de sabor, y dejarlo cocer unos 18 minutos, hasta que esté cocido el arroz.
- Cuando falten unos 5 minutos para terminar la cocción añadir los mejillones.
Servir la sopa caliente espolvoreada con el azafrán reservado.

INDICACIONES:
> Esta sopa se puede preparar con una base de caldo de pescado.
> Se puede tener la sopa preparada con antelación, acortando unos minutos la cocción del arroz para que cuando se caliente la sopa el arroz quede al punto.

CREMA DE TUPINAMBO AL PARMESANO

Dificultad: baja

Ingredientes

400 g de tupinambos
  pelados y troceados
2 puerros (solo la parte
  blanca) limpios
  y cortados en rodajas
750 ml de caldo
  de verduras o pollo
2 cucharadas de queso
  fresco, puede ser ricotta
  o queso crema tipo
  Philadelphia®
40 g de virutas de queso
  parmesano o manchego
30 g de avellanas crudas
  troceadas
sal y pimienta molida

Preparación

- En una cazuela, rehogar los tupinambos y los puerros con el aceite hasta que empiecen a dorarse. En este punto agregar el caldo y salpimentarlo.
- Dejarlo hervir unos 25 o 30 minutos a fuego lento. Pasado el tiempo de cocción, añadir el queso fresco y triturarlo todo. Si se quiere que la sopa quede más cremosa, pasarla por un colador fino.
- Servir la crema caliente con las avellanas y las virutas de parmesano por encima.

INDICACIONES:
> Los tupinambos son unos tubérculos que casi habían desaparecido de nuestros mercados y que actualmente se van recuperando. Su temporada óptima es entre el otoño y el invierno.
> Se pueden sustituir los tupinambos por patatas o boniatos.

SOPA DE VERDURAS CON TOSTADAS DE QUESO

Dificultad: baja-media

Ingredientes

1 brócoli o coliflor
  pequeño cortado
  en brotes y limpio
1 zanahoria pelada
  y cortada en rodajas
  de 1 cm
1 rama de apio sin hebras
  y cortada en trozos de
  2 cm
2 ramas de acelgas
  limpias y cortadas
  en trozos de 2 cm
1 cebolla pequeña pelada
  y partida por la mitad
500 ml de caldo de
  verduras
4 rebanadas de pan del
  día anterior
25 g de queso rallado
2 cucharadas de aceite
sal y pimentón picante

Preparación

- Sofreír todos los vegetales en una olla con el aceite unos 10 minutos. Pasado el tiempo de cocción, agregar el caldo, rectificar de sal y añadir el pimentón. Dejar cocer el caldo lentamente unos 30 minutos.
- Tostar las rebanadas de pan y, a continuación, esparcir por encima el queso y gratinarlo en el horno.
- Cuando esté lista la sopa, servirla en platos hondos o cazuelitas individuales y poner encima las tostadas. Servir rápidamente.

INDICACIONES:
> Se puede preparar la sopa con una bolsa de menestra congelada.

CREMA DE PIMIENTOS ASADOS

Dificultad: baja

Ingredientes

2 pimientos rojos asados,
  pulidos y cortados
  en trozos
1 cebolla mediana, mejor
  si es tierna, pelada y
  cortada en láminas
50 g de arroz
2 cucharadas de queso
  fresco o 1 quesito
  (puede ser desnatado)
500 ml de caldo vegetal
2 cucharadas de aceite
  de oliva
sal y pimienta molida

Preparación

- En una cazuela u olla pequeña, rehogar la cebolla con el aceite durante unos 10 minutos lentamente.
- Cuando la cebolla esté reblandecida, añadir los pimientos, el arroz y el caldo, salpimentar y dejarlo cocer unos 20 minutos.
- Pasado este tiempo, retirar del fuego, añadir el queso y triturarlo.
- Poner la crema en la nevera hasta el momento de servirla.
- También es muy buena si se sirve a temperatura ambiente.

INDICACIONES:

> Esta crema se puede servir como aperitivo, muy fría en vasos de chupito.
> Queda muy decorativa y de sabor completamente diferente la misma crema hecha con pimientos verdes o amarillos.
> Se encuentran fácilmente en el mercado pimientos rojos ya asados.

PASTA

TEMPURA DE ESPAGUETIS

Dificultad: baja-media

Ingredientes
200 g de espaguetis finos
  (mejor si son de arroz)
pasta de tempura
aceite de oliva refinado
  o de girasol

Pasta para tempura
100 g de harina
  (150 g si se quiere
  una masa más densa)
150 ml de agua muy fría,
  puede ser con gas
  (200 ml si se quiere
  una masa más fluida)
1 huevo
sal

Preparación
- Hervir los espaguetis el tiempo indicado en el envase. Una vez cocidos, escurrirlos rápidamente y extenderlos encima de un paño de cocina.
- Cuando el aceite esté caliente, pasar unos pocos espaguetis por la pasta de tempura y enroscarlos poco a poco. A medida que se vayan enroscando ir poniéndolos en la sartén.
- Cuando estén dorados de un lado, darles la vuelta para que se doren del otro.
- Una vez dorados, retirarlos y dejarlos escurrir en una rejilla. Servirlos calientes o a temperatura ambiente.

Para preparar tempura
- En un bol batir el huevo con el agua y la sal. Seguidamente, añadir la harina poco a poco sin dejar de batir hasta que quede una masa homogénea.

INDICACIONES:
> La tempura debe freírse en abundante aceite de oliva refinado o de girasol (recomendaciones para fritura, véanse las páginas 90-91).

FARFALLE CON PULPITOS

Dificultad: media

Ingredientes
150 g de farfalle
600 g de pulpitos limpios
   (800 g si es plato único;
   pueden ser congelados)

Para el pesto de pimientos
   asados
2 pimientos rojos
3 dientes de ajo
20 g de piñones
20 g de queso parmesano
   rallado
3 hojas de albahaca
   fresca o 1 cucharadita
   de café de albahaca
   seca
100 ml de aceite de oliva
   más 2 cucharadas
2 cucharadas de vinagre
sal y pimienta molida

Preparación

- Envolver con papel de aluminio o papel de horno los pimientos y los ajos y ponerlos en el horno, ya caliente a 200 °C, durante unos 20 minutos. Retirarlos del horno, dejar enfriar, pelarlos y sacar las pepitas.
- Triturar los pimientos y los ajos asados con los piñones, el queso, la albahaca, el vinagre y el aceite hasta obtener una salsa homogénea. Si queda demasiado espesa, se puede añadir un poco de agua.
- En una sartén con el aceite, cocer los pulpitos, tapados, unos 15 minutos, hasta que se evapore el líquido. Salpimentarlos a media cocción.
- Cocer la pasta en un recipiente con agua abundante, hirviendo y salada, el tiempo que se indique en el envase. Una vez cocida, escurrirla rápidamente y extenderla para que no se pegue.
- Mezclar la pasta con la salsa y los pulpitos.
- Servir la pasta fría o a temperatura ambiente. Se puede decorar con hojas de albahaca o perejil picado.

INDICACIONES:

> El pesto de pimientos asados se conserva muy bien en la nevera, se puede preparar el doble de cantidad y conservar la que sobra para otro día. Puede acompañar, por ejemplo, unas patatas fritas cortadas en rodajas o una verdura.

> Los pimientos se pelan mejor si, una vez asados, se meten en una bolsa de plástico hasta que se hayan enfriado.

> Se puede preparar el plato con una sepia mediana o calamares cortados en dados, con la misma cocción.

ESPAGUETIS CON ALMEJAS O CHIRLAS

Dificultad: baja-media

Ingredientes
150 g de espaguetis
500 g de almejas
   o chirlas
1 cebolla pequeña pelada
   y picada o 2 cucharadas
   de cebolla congelada
1 zanahoria pequeña
   pelada y cortada
   en rodajas
6 tomates cereza
   (opcional)
1 rama de perejil picado
una pizca de azafrán
   tostado
2 cucharadas de aceite
   de oliva
sal y pimienta molida

Preparación
- Poner las almejas o chirlas unos 10 minutos en agua abundante y sal para que expulsen las impurezas. Aclararlas, escurrirlas y ponerlas al fuego en una sartén tapada hasta que se abran. Colar el líquido de la cocción y reservarlo. Separar las almejas de las conchas.
- Cocer los espaguetis en agua hirviendo y salada. Una vez cocidos al punto, escurrirlos rápidamente y reservar un poco del agua de cocción.
- En un cazo, poner a cocer la cebolla y la zanahoria con el aceite a fuego lento hasta que la cebolla empiece a dorarse. Seguidamente, agregar el azafrán, el líquido de la cocción de las almejas reservado y media tacita del agua de cocción de los espaguetis. Subir el fuego y dejarlo reducir un poco.
- Partir los tomates por la mitad. Repartir los espaguetis en los platos con las almejas, el sofrito y los tomates. Espolvorearlos con el perejil picado.

INDICACIONES:
> Este plato se puede preparar con cualquier tipo de pasta larga.

Dificultad: baja

Ingredientes

150 g de macarrones
2 lonchas de jamón
  cocido (mejor si es
  jamón canario), pulido
  y cortado en trozos
250 ml de leche
1 yema de huevo
25 g de queso parmesano
  rallado
25 g de queso emmental
  rallado
1 cucharada de postres
  de fécula de maíz
  (maicena)
nuez moscada rallada
sal y pimienta molida

Preparación

- En una olla o cazuela cocer los macarrones en agua hirviendo y salada. Pasado el tiempo de cocción indicado en el envase, escurrirlos rápidamente y ponerlos en una fuente que pueda ir al horno.
- Poner a calentar la leche condimentada con la sal, la pimienta y la nuez moscada en un cazo. Cuando empiece a hervir, apartarla del fuego, añadirle la fécula de maíz diluida en un poco de leche fría y la yema de huevo, removerlo con un batidor y ponerlo de nuevo en el fuego hasta que vuelva a arrancar el hervor.
- Esparcir el jamón y la salsa por encima de los macarrones, y espolvorear por encima con los quesos.
- Gratinar los macarrones en el horno hasta que el queso esté dorado.

INDICACIONES:
> La salsa bechamel es muy fácil de hacer con este sistema, y tiene la ventaja de que no lleva mantequilla.

FUSILLI CON MEZCLA DE SETAS

Dificultad: baja

Ingredientes
150 g de fusilli
250 g de setas
  variadas (pueden ser
  congeladas) limpias
  y troceadas
1 diente de ajo pelado
  y picado
2 ramitas de perejil
  picadas
25 g de mantequilla
100 ml de crema de
  leche
30 g de queso parmesano
  rallado
2 cucharadas de aceite
  de oliva
sal y pimienta molida

Preparación
- Poner una sartén al fuego con el aceite, cuando este empiece a calentarse, agregar las setas y dejarlas cocer tapadas unos 5 minutos.
- Seguidamente, añadir el ajo y el perejil, salarlo y dejarlo cocer otros 10 minutos a fuego fuerte para que las setas eliminen el máximo de líquido. Aparte, cocer la pasta en agua hirviendo y salada. Una vez cocida, escurrirla rápidamente.
- En la sartén donde se han cocido las setas, añadir la mantequilla y la pasta, removerlo bien para que quede todo mezclado y se funda la mantequilla.
- Cuando la mantequilla esté fundida por completo, añadir la crema de leche y el queso, volver a remover y dejarlo cocer unos 5 minutos más.
- Este plato se debe servir rápidamente.

INDICACIONES:
> Esta receta va bien para aprovechar las setas que se venden ya troceadas, porque siempre son más económicas.
> También se puede preparar el plato con champiñones o setas cultivadas que se encuentran en el mercado todo el año.

TALLARINES CON MEJILLONES

Dificultad: baja-media

Ingredientes

150 g de tallarines
500 g de mejillones
 limpios
1 cebolla mediana pelada
 y picada o 2 cucharadas
 de cebolla congelada
1 diente de ajo pelado
 y troceado pequeño
1 tomate rojo pelado
 y sin semillas, cortado
 en trozos pequeños
1 hoja de laurel
1 ramita de romero
75 ml de vino blanco
 seco
½ cucharadita de café
 de curri no picante
2 cucharadas de aceite
 de oliva
sal y pimienta

Preparación

- Poner los mejillones en una cazuela con la cebolla, el ajo, el tomate, el laurel, el romero, el vino, la pimienta y el curri. Tapar la cazuela y dejarlos cocer unos 5 minutos.
- Pasado este tiempo, retirar los mejillones. Separar la concha vacía de cada mejillón.
- Volver a poner el líquido de los mejillones al fuego y cocerlo hasta que se haya reducido a la mitad. Retirar el laurel y el romero.
- Aparte, cocer los tallarines en agua hirviendo y salada el tiempo que se indica en el envase. Escurrirlos rápidamente y regarlos con el aceite.
- Poner los tallarines en la cazuela donde se ha reducido el líquido junto con los mejillones, y dejarlo cocer todo un par de minutos más. Servir rápidamente.

INDICACIONES:

> Este plato se puede preparar también con berberechos o almejas, que pueden ser congelados.
> Este plato también se puede servir frío.

Dificultad: baja

Ingredientes
150 g de linguine
1 cucharada de aceite
2 ramitas de menta
   fresca

Para el pesto de pistachos
50 g de pistachos sin sal
   pelados
40 g de parmesano
   rallado
1 diente de ajo pelado
50 ml de aceite de oliva
   virgen
sal y pimienta molida

Preparación

- Tostar los pistachos en una sartén (sin aceite). Seguidamente, triturarlos con un poco más de la mitad del parmesano, el diente de ajo, el aceite, un poco de pimienta molida y 2 o 3 cucharadas de agua (según se quiera de espeso el pesto).
- Cocer la pasta en agua hirviendo y salada siguiendo las indicaciones del envase. Una vez cocida, escurrirla rápidamente, regarla con la cucharada de aceite, darle unas vueltas y extenderla en una bandeja para parar la cocción y dejar que se enfríe.
- Servir la pasta fría mezclada con una parte de la salsa, espolvoreada con el queso reservado y unas hojas de menta para decorar. El resto de la salsa se sirve aparte con salsera.

INDICACIONES:
> Es aconsejable preparar el doble de pesto y así se puede utilizar otro día para acompañar arroz hervido o patatas asadas.
> El pesto se conserva en la nevera, en un bote cerrado herméticamente, más de un mes.

CANELONES CON BRÓCOLI

Dificultad: media-alta

Ingredientes

10 canelones (pueden
ser de arroz) o 8 placas
de lasaña

1 brócoli mediano
cortado en brotes
pequeños

½ bolsa de espinacas
congeladas

1 cucharada de piñones

2 cucharadas de queso
fresco como ricotta,
requesón o queso crema
tipo Philadelphia®

50 g de queso parmesano
rallado

1 diente de ajo pelado
y picado

300 g de salsa de tomate
preparada

2 cucharadas de aceite
de oliva

sal

Preparación

- Dorar los piñones en una sartén (sin aceite), y retirarlos en cuanto empiecen a dorarse.
- Cocer el brócoli en agua hirviendo y salada unos 5 minutos. Escurrirlo bien y picarlo un poco.
- Descongelar las espinacas en el microondas o a temperatura ambiente, escurrirlas bien y saltearlas, en la misma sartén, con el aceite y el ajo un par de minutos. Añadir el brócoli y continuar el salteado un par de minutos más.
- Mezclar la preparación anterior con el queso fresco, la mitad del queso rallado y los piñones. Debe quedar una mezcla bien ligada.
- Cocer los canelones con agua salada e hirviendo el tiempo recomendado en el envase. Si son de arroz, prácticamente no tienen que cocer y a medida que estén cocidos deben sumergirse en agua fría para que no se peguen. Colocar los canelones directamente encima del mármol (no en un paño de cocina porque se pegan más).
- Repartir la mezcla preparada entre todos los canelones y enrollarlos.
- Extender la mitad de la salsa de tomate en una fuente que pueda ir al horno, colocar los canelones, cubrirlos con el resto de la salsa de tomate y espolvorearlos con el resto del queso rallado.
- Poner la fuente en el horno, ya caliente, a 200 °C, de 20 a 25 minutos, y ya están listos para servir.

INDICACIONES:

> También quedan estupendos con coliflor o calabacín o simplemente con más cantidad de espinacas.
> Se pueden preparar con antelación y congelarse.

LASAÑA DE VERDURAS ASADAS

Dificultad: media-alta

Ingredientes

6 placas de pasta de
    lasaña
2 calabacines medianos
    cortados en rodajas
2 berenjenas medianas
    cortadas en rodajas
1 cebolla pequeña
    pelada y picada o 75 g
    de cebolla congelada
1 diente de ajo pelado
    y picado
150 g de salsa de tomate
    natural
100 de mozzarella o
    similar cortada en
    láminas finas
½ cucharadita de café
    de orégano
3 cucharadas de aceite
    de oliva
sal y pimienta molida

Preparación

- Colocar las rodajas de calabacín y berenjena, en una bandeja de horno forrada con papel de horno, pintarlas con aceite, salpimentarlas y cocerlas en el horno, encendido por la parte del gratinador, un par de minutos por cada lado.
- En un cazo con el resto de aceite (sin calentar) cocer la cebolla con el ajo lentamente, hasta que la cebolla empiece a dorarse. En este punto, añadir la salsa de tomate y el orégano y salpimentar. Dejarlo cocer unos 10 minutos, hasta que empiece a reducirse.
- Si la pasta debe cocerse, hacerlo siguiendo las indicaciones del envase.
- Untar con aceite una fuente que pueda ir al horno, forrar la base con 2 láminas de lasaña, repartir por encima una parte del calabacín, la berenjena y el sofrito, colocar otra capa de lasaña y repetir la operación. Terminar con dos placas de lasaña y esparcir el queso por encima.
- Poner la bandeja en el horno, ya caliente, a 180 °C, durante unos 25 minutos si la pasta está cocida. En caso contrario, seguir las indicaciones del envase.

INDICACIONES:

> Se puede rellenar la lasaña con otro tipo de verduras.
> Va muy bien hacer más cantidad de lasaña y reservar la que sobre en la nevera o el congelador para otro día.

TARTAS, PIZZAS Y OTRAS BASES DE PAN

QUICHE SIN MASA CON QUESITOS

Dificultad: baja

Ingredientes
(más de 2 personas)

8 quesitos cremosos
(se recomiendan los
de La Vaca que ríe®)
100 ml de leche
150 ml de crema de
leche para cocinar
2 huevos
2 lonchas de jamón
cocido un poco gruesas
cortadas en dados
pequeños
60 g de harina
20 g de mantequilla

1 molde redondo de
20 o 22 cm de diámetro

Preparación

- Calentar la leche, la crema de leche y los quesitos en un cazo hasta que se hayan fundido.
- En un bol, batir los huevos con la harina, procurando que no queden grumos, y seguidamente verter la preparación de la leche, batiendo para que el huevo no se cuaje.
- Volcar la mezcla en el molde, untado generosamente con mantequilla, y esparcir el jamón por encima.
- Poner a cocer la quiche en el horno, ya caliente a 180 °C, unos 35 minutos. Como la mayoría de los platos que llevan queso, esta quiche es más buena si se sirve caliente.

INDICACIONES:
> Se puede sustituir la crema de leche por leche, añadiendo otro huevo y 10 gramos más de harina.

TARTA DE JAMÓN DE PATO Y PURÉ DE MANZANA

Dificultad: baja

Ingredientes (4 personas)
1 rollo de pasta brisa
150 g de jamón de pato
o jamón serrano cortado
fino
300 g de puré de
manzana (que no sea
dulce)
2 manzanas reinetas
o golden peladas y
cortadas en láminas
muy finas
1 cucharada de aceite de
oliva
pimienta molida

*1 molde de paredes bajas
desmontable de 24 a
26 cm de diámetro,
especial para tartas*

Preparación
- Forrar el molde con la pasta brisa y pinchar la base con un cuchillo. Si sobra pasta por los lados, cortarla.
- Extender encima de la base el puré de manzana. Seguidamente, ir intercalando una lámina de jamón y una de manzana, en forma de flor, hasta que esté cubierta toda la tarta.
- Pintar la superficie con el aceite y condimentarla con pimienta.
- Poner a cocer la tarta al horno, ya caliente, a 180 °C, de 35 a 40 minutos.
- Se debe servir caliente.

INDICACIONES:
> Se puede sustituir la pasta brisa con pasta de hojaldre.
> Para comerla bien crujiente, debe servirse recién sacada del horno y no se puede preparar con antelación.
> El puré de manzana se puede sustituir por puré de patata. El puré sí que se puede preparar con antelación.

TARTA DE TOMATES Y ACEITUNAS

Dificultad: baja

Ingredientes (4 personas)
1 rollo de pasta de
 hojaldre rectangular
8 tomates rojos y fuertes
50 g de aceitunas negras
 sin hueso cortadas
 en rodajas
1 cucharada de mostaza
50 g de salami cortado
 fino (opcional)
1 rama de tomillo
½ cucharadita de café
 de orégano
½ cucharadita de café
 de tomillo
2 cucharadas de aceite
 de oliva virgen
sal y pimienta molida

*1 bandeja rectangular
 para horno*

Preparación
- Hacer un corte en forma de X en la base de cada tomate. Escaldar los tomates, sumergiéndolos en agua hirviendo durante 10 segundos. Escurrirlos rápidamente
 y, cuando ya no quemen, pelarlos, cortarlos en rodajas,
 sacarles las pepitas, salarlos y dejarlos reposar 1 hora
 a temperatura ambiente.
- Forrar la bandeja de horno con el papel que envuelve
 la pasta de hojaldre. Extender la pasta en la bandeja,
 untarla con la mostaza, repartir las lonchas de salami
 cortadas en cuartos y colocar encima las rodajas de
 tomate bien escurridas y las aceitunas. Espolvorearlo
 con las hierbas aromáticas y salpimentarlo.
- Cocer la tarta en el horno, ya caliente a 190 °C, unos
 30 minutos. Cuando esté lista, sacarla del horno, repartir trocitos de tomillo por la superficie y aliñarla con
 el aceite.
- Esta tarta es preferible comerla tibia.

INDICACIONES:
> Se puede acompañar la tarta con una ensalada
 verde.
> Como la mayoría de las tartas, es mejor no prepa-
 rarla con antelación.

GRATINADO DE SOBRAS DE PAN Y QUESO

Dificultad: baja

**Ingredientes
(más de 2 personas):**

300 g de pan duro
cortado en rebanadas
(mejor si las rebanadas
son anchas)
100 g de queso gruyer
o emmental rallado
grueso
300 ml de leche
2 huevos pequeños
50 g de beicon ahumado
cortado pequeño
20 g de mantequilla para
untar el molde
sal y pimienta molida

*1 molde de unos
24 cm de diámetro
o una paellera apta
para el horno*

Preparación

• Tostar ligeramente el pan, retirarle la corteza, trocearlo y ponerlo en un bol.

• Calentar la leche salpimentada y verter la mitad de ella encima del pan, procurando que absorba bien la leche.

• En otro bol, batir los huevos con el resto de la leche.

• Untar el molde o paellera y colocar en él el pan bien escurrido, procurando que quede todo el molde forrado. Repartir por encima el queso y el beicon y cubrirlo con la mezcla de huevos y leche.

• Poner el molde en el horno, ya calentado a 200 ºC, durante unos 30 minutos. Si la tarta se dora demasiado, taparla con papel de aluminio.

INDICACIONES:

> Es un buen plato único si se acompaña de una ensalada verde.

> Se puede preparar también con restos de queso de otros tipos.

QUICHE DE JAMÓN CON COLIFLOR

Dificultad: baja

**Ingredientes
(más de 2 personas):**

1 rollo de pasta brisa
  redonda
100 g de jamón cocido
  cortado en dados
300 g de coliflor cortada
  en brotes pequeños
1 yogur griego
2 huevos
150 ml de leche o crema
  de leche
50 g de queso emmental
  rallado
sal y pimienta molida

*1 molde de paredes bajas
  desmontable, de
  24 a 26 cm de diámetro,
  especial para tartas*

Preparación

- Cocer la coliflor en agua hirviendo y salada unos 8 minutos. Una vez cocida, escurrirla rápidamente.
- En un bol, mezclar el yogur, los huevos, la leche y el queso y salpimentarlo.
- Forrar el molde con la pasta brisa, pincharla un poco con la punta de un cuchillo y repartir por la base la coliflor y el jamón. Seguidamente, verter por encima la mezcla preparada.
- Cocer la tarta en el horno ya caliente a 200 °C, unos 30 minutos.

INDICACIONES:
> Esta tarta se puede preparar con otro tipo de verdura hervida que haya sobrado, como judía verde, espinacas, brócoli...
> Puede ser un buen plato único si se acompaña con una ensalada verde.
> También se puede preparar con pasta de hojaldre.

MUFFINS A LA ITALIANA

Dificultad: baja

**Ingredientes
(para unas 6 personas)**

3 huevos

1 yogur natural

75 ml de leche

50 ml de vino blanco
   seco

100 ml de aceite de oliva
   refinado

75 g de queso pecorino
   seco, manchego
   o emmental rallado

75 g de queso parmesano
   rallado

200 g de harina

1 cucharadita de postres
   de levadura química

200 g de mortadela
   milanesa cortada
   en dados

75 g de aceitunas
   rellenas de pimiento
   cortadas en rodajas

1 cucharadita de postres
   de mostaza (opcional)

½ cucharadita
   de orégano

sal y pimienta molida

moldes de muffins
   pequeños de silicona

Preparación

- En un bol, mezclar los huevos batidos con el yogur, el vino, el aceite y los quesos.
- Una vez bien mezclado, añadir la harina con la levadura, el resto de los ingredientes y salpimentar. Repartir la preparación en los moldes.
- Poner a cocer los *muffins*, con el horno ya caliente, a 180 ºC, unos 20 minutos, según el tamaño.

INDICACIONES:

> Los *muffins* a la italiana son muy adecuados para el aperitivo, pero también como primer plato acompañados de una ensalada verde.

> Se puede poner la preparación en un molde de plum-cake. En este caso el tiempo de cocción será de unos 40 minutos.

> Se puede sustituir la mortadela por jamón cocido.

MILHOJAS DE ATÚN

Dificultad: baja

Ingredientes
(más de 2 personas)
1 rollo de pasta de
   hojaldre rectangular
1 yema de huevo

Para el relleno
200 g de atún en
   conserva escurrido
1 cucharada de pulpa
   de tomate rallado
   sin semillas
10 aceitunas rellenas
   de anchoa cortadas
   en rodajas finas
75 g de champiñones
   limpios y cortados en
   láminas (opcional)
1 cucharada de aceite
   de oliva

1 bandeja plana de horno

Preparación
- Extender la pasta en la bandeja plana de horno forrada con el papel en que va envuelta. Una vez bien colocada la pasta, con un cuchillo que corte, partirla en dos rectángulos y separarlos un poco.
- Pintar los rectángulos por encima con la yema de huevo diluida con unas gotas de agua y cocerlos en el horno, ya calentado a 200 °C, de 10 a 15 minutos, hasta que hayan subido y estén dorados. Apagar el horno y esperar unos 5 minutos antes de retirarlos, porque si se sacan enseguida el hojaldre puede bajar.
- Aparte, preparar una mezcla con el atún desmenuzado, la pulpa de tomate, las aceitunas y los champiñones salteados a fuego fuerte con el aceite.
- Una vez fríos los rectángulos de hojaldre, con la ayuda de un cuchillo de punta fina, cortar un rectángulo más pequeño, sin llegar a la base, dejando un marco de unos 2 centímetros.
- Sacar la tapa cortada, rellenar el hueco con la preparación hecha y colocar de nuevo la tapa.
- Servir los hojaldres rápidamente para evitar que se reblandezcan.

INDICACIONES:
> Este milhojas de hojaldre se puede rellenar de una gran variedad de mezclas, por ejemplo, un revoltillo de setas o unas sobras de pescado con bechamel.
> Se pueden tener preparados el relleno por una parte y el hojaldre por otra, y terminar el plato justo antes de servirlo.

TARTA DE HIGOS Y QUESO AZUL

Dificultad: media

Ingredientes
(unas 4 personas)

1 rollo de pasta de
  hojaldre
8 higos frescos que no
  sean muy maduros
150 g de queso azul
  o roquefort troceado
2 huevos
150 ml de crema
  de leche para cocinar
  o leche
40 g de nueces troceadas
  (opcional)
1 cucharadita de café
  de perejil picado
sal y pimienta molida

1 molde de paredes bajas
desmontable, de 24
a 26 cm de diámetro,
especial para tartas

Preparación

- Batir los huevos como para hacer una tortilla, añadirles la crema de leche y el perejil y salpimentarlos.
- Extender la pasta en el molde y pincharla un poco con un cuchillo.
- Esparcir encima de la pasta el queso, las nueces, los higos cortados en cuartos sin pelar y la mezcla preparada, procurando que la base quede cubierta y con las puntas de los higos hacia arriba para que queden en forma de flor.
- Poner a cocer la tarta, en el horno ya caliente, a 180 °C de 35 a 40 minutos.
- Tanto se puede servir caliente como a temperatura ambiente.

INDICACIONES:
> La tarta queda muy buena con peras de invierno. La preparación es la misma, pero las peras, al ser más gordas, es mejor partirlas en seis u ocho gajos.
> También se puede preparar la tarta con pasta brisa.

TARTA FINA DE CEBOLLETAS

Dificultad: media

Ingredientes

1 rollo de pasta de
   pizza rectangular
1 yema de huevo
16 cebolletas de
   la misma medida
   o chalotas
2 cucharadas de vinagre
   de Módena
2 cucharadas de aceite
   de oliva
1 cucharadita de postres
   de azúcar
sal y pimienta molida

1 bandeja de horno

Preparación

- Pelar las cebolletas o chalotas, procurando cortar el mínimo posible la parte de abajo para que no se deshojen, y partirlas de arriba abajo.
- Cocer las cebolletas o chalotas con el aceite en una sartén de fondo grueso, primero a fuego un poco fuerte para dorarlas y después a fuego lento, unos 20 minutos, tapadas. Salpimentarlas a media cocción.
- Cuando estén cocidas y un poco doradas, regarlas con el vinagre y dejar que este se evapore antes de retirarlas del fuego.
- Poner la pasta de pizza en una bandeja de horno forrada con el papel en que va envuelta. Colocar las cebolletas encima de la pasta y espolvorearlas con el azúcar y un poco más de pimienta.
- Poner a cocer la tarta en el horno, ya caliente, a 200°C unos 20 minutos. Mejora si se sirve caliente.

INDICACIONES:
- Se pueden tener las cebolletas cocidas y dejar para el último momento solo la cocción en el horno.
- Es importante que la pasta sea fina, si no lo es bastante, se debe estirar con el rodillo para que una vez cocida quede crujiente.

ARROZ

Dificultad: baja-media

Ingredientes

150 g de arroz (mejor si
   es bomba, arborio
   o carnaroli)
75 g de queso morbier
   o similar cortado
   en dados pequeños
35 g de avellanas crudas
   troceadas
1 cebolla pequeña pelada
   y picada o 2 cucharadas
   de cebolla picada
congelada
50 ml de vino blanco
   seco
600 ml de caldo vegetal
   preparado
1 cucharada de
   mascarpone
2 cucharadas de aceite
   de oliva
sal y pimienta molida

Preparación

- En una cazuela, cocer la cebolla con el aceite a fuego lento. Cuando empiece a dorarse, añadir el arroz removiéndolo hasta que el grano empiece a estar transparente. Verter el vino y dejarlo evaporar; seguidamente verter una parte del caldo caliente y remover.
- A medida que se vaya reduciendo el líquido, ir añadiendo caldo (siempre caliente) sin parar de remover. El arroz debe cocer unos 18 minutos. Condimentarlo con poca sal y pimienta.
- Con la cazuela fuera del fuego, añadir al risotto los quesos, el morbier y el mascarpone, y por último las avellanas. Se debe servir rápidamente.

INDICACIONES:

> Para hacer el risotto es importante usar un arroz que contenga mucho almidón.
> Es muy importante controlar el tiempo de cocción para que el arroz no se pase.

RISOTTO VERDE CON MASCARPONE

Dificultad: media

Ingredientes

150 g de arroz (mejor si
es arborio o carnaroli)

75 g de queso
mascarpone

75 g de hojas de diente
de león limpias y
escurridas

3 hojas de albahaca
limpia y escurrida

2 ramas de perejil limpio
y escurrido

1 diente de ajo pelado
y troceado

25 g de piñones

30 g de parmesano
rallado

1 cebolla mediana pelada
y picada o 2 cucharadas
de cebolla congelada

75 ml de vino blanco
seco

750 ml de caldo de
verduras preparado

2 cucharadas de aceite
de oliva

sal y pimienta molida

Preparación

- Escaldar las hojas con agua hirviendo y escurrirlas rápidamente. Triturar todas las hierbas con el ajo, los piñones y el parmesano.
- En una cazuela, rehogar la cebolla con el aceite lentamente hasta que empiece a dorarse. Seguidamente añadir el arroz removiéndolo sin parar hasta que empiece a tener un color transparente.
- Añadir el vino, dejarlo reducir un poco y agregar la mitad del caldo caliente. Salpimentar el arroz y seguir la cocción removiendo de vez en cuando. A medida que el arroz absorba el caldo, ir añadiendo un poco más, dejarlo cocer entre 16 y 18 minutos.
- Cuando falten unos 5 minutos de cocción, añadir, disuelta con un poco de caldo, la mezcla de los ingredientes triturados y el mascarpone.
- Dejar reposar el arroz unos 5 minutos antes de servirlo.

INDICACIONES:

> Se pueden cambiar las hojas de diente de león por espinacas tiernas y los piñones por almendras crudas laminadas.

> Es importante controlar bien el tiempo de cocción para que el arroz no se pase.

ARROZ AL HORNO (MULTIUSOS)

Dificultad: baja

Ingredientes

200 g de arroz (mejor si es largo)
4 dientes de ajo pelados
3 cucharadas de aceite de oliva
sal y pimienta molida

Preparación

- Rehogar los ajos en una cazuela con el aceite. Cuando empiecen a dorarse, añadir el arroz y removerlo hasta que quede transparente. En este punto añadir el agua hirviendo. Para que el arroz quede en su punto las medidas en volumen son las siguientes: por una taza de arroz, dos medidas escasas de agua hirviendo.
- Poner el arroz en el horno, ya caliente a 180 °C, unos 18 minutos. Pasado el tiempo de cocción, retirarlo y removerlo con un tenedor. Ya está listo para servirlo o acompañar carne o pescado, o frío para ensalada.

INDICACIONES:

- Este arroz se conserva en la nevera de tres a cuatro días, con lo cual va bien preparar más cantidad.
- Las ensaladas hechas con este arroz quedan más sabrosas que con el arroz hervido.

ARROZ FRÍO CON ROQUEFORT Y PERA

Dificultad: baja

Ingredientes

250 g de arroz cocido (arroz multiusos)
1 pera mejor si es conferencia, sin pelar, limpia, sin semillas y cortada en dados
50 g de queso roquefort desmenuzado
¼ de pimiento rojo, limpio y cortado muy pequeño

Para la salsa

1 cucharadita de postres de miel
3 cucharadas de aceite de oliva virgen
1 cucharada de vinagre de vino blanco
½ cucharadita de café de mostaza suave
sal y pimienta molida

Preparación

- Poner todos los ingredientes en un bol y mezclarlos.
- Aparte preparar la salsa mezclando todos los ingredientes del apartado y añadirlos a la preparación anterior.
- Servir el arroz a temperatura ambiente, no frío, porque pierde sabor.

INDICACIONES:

- Se puede sustituir el roquefort, por otro tipo de queso azul.

ARROZ CON SETAS

Dificultad: baja-media

Ingredientes

200 g de arroz normal
  o bomba
20 g de setas secas
1 cebolla pelada y picada
  o 2 cucharadas de
  cebolla congelada
75 ml de vino blanco
  seco
1 diente de ajo pelado
  y picado con unas
  ramitas de perejil
2 cucharadas de aceite
  de oliva
sal y pimienta molida

Preparación

- Poner las setas al fuego en un cazo con ¼ de litro de agua fría. Cuando empiecen a hervir, retirarlas del fuego, escurrirlas y reservar el líquido de la cocción.
- Rehogar en una cazuela con el aceite (frío) la cebolla con el ajo y el perejil. Cuando la cebolla esté transparente, añadir el arroz, darle unas vueltas y agregar el vino y las setas. Verter la mitad del líquido de la cocción de las setas en la cazuela y completar la cantidad de líquido necesaria con agua hirviendo (las medidas son: por una medida de arroz, dos medidas de líquido, siempre caliente).
- Cocer el arroz en el horno, ya caliente a 180 °C, durante unos 16 minutos. Pasado el tiempo de cocción, dejarlo reposar 5 minutos, tapado.
- Servir el arroz rápidamente. Queda muy bueno si se acompaña con queso parmesano rallado.

INDICACIONES:

> Las setas pueden ser congeladas o frescas. Si son congeladas (unos 250 gramos), se ponen en la cazuela cuando la cebolla y el ajo y perejil están al punto. Si son frescas (unos 200 gramos), deben limpiarse y trocearse, y agregarlas a la cazuela en el mismo punto que las congeladas.

> Se puede sustituir el líquido de la cocción de las setas secas por caldo de verduras.

ARROZ AL HORNO CON PESCADO

Dificultad: media

Ingredientes

150-200 g de arroz
4 gambas medianas
   (pueden ser congeladas)
1 sepia pequeña cortada
   en dados (puede ser
   congelada)
1 colita de rape cortada
   en trozos (puede ser
   congelada)
1 cebolla pequeña pelada
   y picada o 1 cucharada
   de cebolla congelada
50 ml de vermut blanco
   seco
1 diente de ajo pelado y
   picado con 2 ramitas de
   perejil
100 g de puré de tomate
2 cucharadas de aceite
   de oliva
sal y pimienta molida

Preparación

- Calentar el aceite en una cazuela y freír las gambas ligeramente. Retirarlas y separarles la cabeza.
- Hervir las cabezas en un cazo aparte con 500 ml de agua unos 5 minutos. Colar el caldo machacando las cabezas y volver a ponerlo en el fuego para mantenerlo caliente.
- En la misma cazuela, cocer la cebolla con el mismo aceite, a fuego lento, hasta que esté reblandecida. Añadir el ajo y el perejil, la sepia y el rape. Dejarlos cocer unos 10 minutos. Agregar el vermut y la salsa de tomate y dejarlo cocer unos 5 minutos más.
- Seguidamente, incorporar el arroz previamente medido, darle unas vueltas, verter el doble de volumen del caldo de las gambas que de arroz y condimentar con sal y pimienta.
- Cocer el arroz en el horno, ya caliente a 180°C, durante unos 18 minutos. Cinco minutos antes de terminar la cocción añadir las colas de las gambas.
- Pasado el tiempo de cocción del arroz, retirarlo del horno y dejarlo reposar tapado 5 minutos. Servirlo de inmediato.

INDICACIONES:

- El arroz cocido al horno es mucho más fácil de preparar porque siempre queda al punto.
- Si se quiere dar un poco más de color al arroz se pueden añadir un poco de azafrán tostado.
- Con la misma receta se puede preparar un arroz de pollo o conejo, sustituyendo las gambas, la sepia y el rape por la carne.

TUBÉRCULOS Y LEGUMBRES

GRATINADO DE INVIERNO

Dificultad: media

Ingredientes

2 patatas rojas medianas
  peladas
2 tupinambos pelados
1 zanahoria o 1 boniato
  pequeño pelados
1 nabo pelado
50 g de queso rallado
  (mejor si es comté)
100 ml de crema
  de leche
2 cucharadas de aceite
  de oliva
sal, pimienta molida y
  nuez moscada rallada

*1 paellera o sartén de
unos 24 cm de diámetro*

Preparación

- Lavar bien todos los vegetales y cortarlos en rodajas muy finas (mejor si se cortan con una mandolina). Pasar las rodajas por agua y secarlas bien con un paño de cocina.
- Untar la paellera o la sartén con aceite, colocar las rodajas de vegetales y condimentarlas con sal, pimienta y nuez moscada. Verter por encima la crema de leche y espolvorear la superficie con el queso.
- Poner a cocer en el horno, ya caliente a 180 °C, de 45 a 50 minutos.
- Este plato se sirve muy caliente.

INDICACIONES:

> Los tupinambos son unos tubérculos que tienen un sabor muy especial, cuyo uso en la cocina se había perdido y que ahora se van introduciendo poco a poco otra vez.
> Se puede prescindir de cualquiera de los vegetales.
> Este gratinado es un buen plato único.
> Si la sartén tiene el asa de baquelita debe envolverse con papel de aluminio para protegerla del calor.

PURÉ DE PATATAS FRÍO CON ATÚN

Dificultad: baja

Ingredientes

1 sobre de puré de
patatas para dos
personas

1 lata pequeña de atún
natural escurrido

1 huevo duro

1 tomate maduro rallado

2 pimientos del piquillo
o ½ pimiento asado
cortados en dados
pequeños

30 g de aceitunas verdes
rellenas o deshuesadas
cortadas pequeñas

250 ml de leche o agua
(según lo que indique el
envase del puré)

sal

Preparación

- Preparar el puré de patatas siguiendo las instrucciones del envase.
- Pelar el huevo duro y rallar la yema y la clara por separado.
- Mezclar la clara del huevo duro, el atún, el pimiento, el tomate y las aceitunas en un bol.
- Repartir la mitad del puré en dos vasos bajos y anchos o dos terrinas individuales. Poner en cada uno la mitad de la mezcla preparada y cubrirla con el resto del puré de patatas. Espolvorear por encima la yema rallada.
- Poner los vasos o terrinas en la nevera un par de horas antes de servirlo.

INDICACIONES:

> Este plato se puede preparar con una gran variedad de ingredientes, por ejemplo, un poco de pescado que haya sobrado, unos mejillones, una pechuga de pollo, champiñones, etc.

> Es ideal para reciclar las sobras que dan vueltas por la nevera cuando no se sabe qué hacer con ellas.

CHIPS DE BONIATOS O PATATAS

Dificultad: media

Ingredientes
1 boniato mediano
  o 2 patatas medianas
aceite de oliva refinado
  o de semillas preparado
  para fritura
sal y pimienta molida

Preparación si se quieren freír

- Lavar bien el boniato o las patatas sin pelarlos y cortarlos en rodajas de unos 2 milímetros de grueso como máximo. Va muy bien hacerlo con una mandolina, o también con un pelapatatas.
- Sumergir las rodajas en agua fría a medida que se van cortando.
- Poner aceite abundante en una sartén o freidora. Cuando esté caliente, a unos 180 °C, secar bien unas cuantas rodajas y ponerlas a freír hasta que estén doradas, removiéndolas de vez en cuando.
- Para que escurran bien el aceite, colocarlas en una rejilla primero y una vez escurridas, en un papel absorbente.
- Justo antes de servirlas, salpimentarlas.

Si se quieren cocer al horno

- Preparar las rodajas siguiendo los mismos pasos que para los chips fritos.
- Forrar una bandeja con papel de horno, colocar encima las rodajas y pintarlas con aceite.
- Poner la bandeja en medio del horno con el gratinador encendido. Cuando los chips empiecen a dorarse, darles la vuelta para que se vayan dorando y no se reblandezcan. Una vez dorados y crujientes, retirarlos del horno.
- Justo antes de servirlos, salpimentarlos.

INDICACIONES:
> Cuando se hacen chips en casa no se pueden conservar, porque se reblandecen con facilidad.
> Es importante que el aceite no se queme porque no es bueno para la salud (véanse páginas 90-91).

PATATAS ASADAS EN EL HORNO

Dificultad: baja

Ingredientes
4 patatas medianas alargadas, limpias
2 ramitas de tomillo deshojadas
2 ramitas de romero deshojadas
1 cucharadita de granos de pimientas
  variadas picados
1 cucharadita de café de flor de sal

Preparación
- Mezclar las hierbas aromáticas con la pimienta y la sal.
- Cortar las patatas por la mitad horizontalmente. Repartir la mezcla preparada en el centro de las patatas, cerrarlas de nuevo y envolverlas de una en una con papel de aluminio o papel de horno.
- Asar las patatas en el horno, ya caliente a 180 °C, unos 45 minutos. Antes de comerlas se pueden aliñar con un buen aceite de oliva virgen.

PATATAS COCIDAS EN EL MICROONDAS

Dificultad: baja

Ingredientes
4 patatas medianas limpias del mismo
  tamaño

Preparación
- Pinchar las patatas con una aguja o pincho.
- Colocarlas en una bandeja que no sea de metal y ponerlas en el microondas, tapadas, a temperatura media de 15 a 20 minutos.
- Pasado este tiempo de cocción, comprobar que las patatas estén cocidas y ya están listas.

INDICACIONES:
> Estas patatas son muy adecuadas para acompañar platos de carne.
> Los boniatos se pueden asar de la misma manera que estas patatas.

INDICACIONES:
> Este sistema de cocción potencia el sabor de las patatas. Por este motivo son recomendables las patatas gallegas.

BONIATOS ASADOS

Dificultad: baja

Ingredientes
2 boniatos medianos limpios y partidos por la mitad horizontalmente
½ cucharadita de café de hojas de tomillo
1 cucharada de aceite de oliva
sal y pimienta molida

Preparación
- Colocar los medios boniatos en una bandeja de horno, con la piel hacia abajo, salpimentarlos y untarlos con un poco de aceite.
- Asar los boniatos en el horno, ya calentado a 200 °C, unos 45 minutos, hasta que estén blandos y dorados.
- Una vez asados, espolvorearlos con las hojas de tomillo y servirlos calientes como primer plato o como acompañamiento de la carne.

INDICACIONES:
- Los boniatos pueden sustituir a las patatas porque ambos son de la familia de los tubérculos.
- También se pueden comer de postre. Si es este el caso, no se les añade ningún condimento.

LENTEJAS FRÍAS CON BACALAO

Dificultad: baja

Ingredientes
500 g de lentejas cocidas
150 g de bacalao seco desmenuzado
40 g de aceitunas negras

Para la salsa
3 cucharadas de aceite de oliva virgen
1 cucharada de vinagre
1 cucharada de cebolla picada muy pequeña
1 tomate maduro mediano, rallado
sal y pimienta molida

Preparación
- Desmenuzar el bacalao y remojarlo unos 45 minutos en agua fría, aclarándolo varias veces hasta que esté al punto de sal. Escurrirlo bien para que no retenga líquido.
- Colocar las lentejas en una fuente de servir y repartir el bacalao desmenuzado y las aceitunas por encima.
- Preparar la salsa mezclando los ingredientes del apartado y aliñar las lentejas con una parte. Servir el resto en una salsera.

INDICACIONES:
- Este plato se puede preparar con alubias o garbanzos.

ALUBIAS BLANCAS CON ALMEJAS O MEJILLONES

Dificultad: baja

Ingredientes

400 g de alubias
  pequeñas, redondas
  y blancas cocidas
12 almejas o mejillones
1 cebolla pequeña pelada
  y picada o 2 cucharadas
  de cebolla congelada
2 dientes de ajo pelados y
  picados o 1 cucharadita
  de café de ajo picado
  seco o congelado
1 rama de perejil picado
  o 1 cucharadita de
  café de perejil seco o
  congelado
2 cucharadas de aceite
  de oliva
pimienta molida

Preparación

- Escurrir las alubias y pasarlas por agua fría un par de veces hasta eliminar la espuma si es que son en conserva.
- Si se usan almejas, ponerlas unos 10 minutos en agua salada para que expulsen las impurezas. Seguidamente, escurrirlas.
- En una cazuela con el aceite (frío) poner a cocer la cebolla y el ajo lentamente, hasta que la cebolla empiece a dorarse. En este punto añadir las alubias y dejarlas cocer unos 10 minutos.
- Pasado este tiempo de cocción, añadir las almejas o los mejillones y el perejil. Dejarlo cocer unos 10 minutos más con la cazuela tapada hasta que las almejas o los mejillones se hayan abierto. Antes de retirarlo del fuego, condimentar con un poco de pimienta.

INDICACIONES:
> Este plato se puede preparar con otro tipo de alubias, pero no saldrá igual. Esta variedad de alubias es muy fina.
> Las almejas o los mejillones se pueden sustituir por berberechos frescos, chirlas o gambas congeladas, que se deben saltear antes de cocer la cebolla.

GARBANZOS ENMASCARADOS

Dificultad: baja

Ingredientes
400 a 500 g de garbanzos cocidos
y escurridos
150 g de morcilla negra, sin piel
y troceada
40 g de piñones
1 hoja de laurel
1 ramita de tomillo
100 ml del líquido de la cocción de
los garbanzos o de caldo vegetal
1 cucharada de aceite de oliva

Preparación
- Dorar los piñones en una sartén (sin aceite); una vez dorados retirarlos.
- En la misma sartén, sofreír un poco la morcilla con el aceite y añadir los garbanzos, las hierbas aromáticas y el líquido de la cocción o el caldo. Dejarlo cocer a fuego lento unos 10 minutos.
- Servirlo muy caliente con los piñones espolvoreados por encima.

INDICACIONES:
> Este plato se puede preparar con otro tipo de embutido, tocino magro o con jamón.
> Para servirlo frío, se prepara igual, pero sin añadir el líquido de la cocción o el caldo.

GARBANZOS FRÍOS EN ENSALADA

Dificultad: baja

Ingredientes
400 g de garbanzos cocidos y escurridos
4 sardinas en conserva escurridas
1 cebolla tierna mediana pelada
y cortada en láminas

Para la salsa
4 cucharadas de aceite de oliva virgen
1 cucharada de vinagre de manzana
o de zumo de limón
2 ramitas de perejil picado
sal y pimienta molida

Preparación
- Poner los garbanzos en una fuente de servir. Añadir las sardinas desmenuzadas en trozos no muy pequeños y la cebolla.
- Aparte, preparar la salsa con todos los ingredientes bien mezclados. Antes de servir la ensalada, aliñarla con la salsa.

INDICACIONES:
> Este plato se puede preparar también con alubias.
> Se pueden sustituir las sardinas por caballa, mejillones o atún en conserva.

GARBANZOS CON ALCACHOFAS

Dificultad: baja-media

Ingredientes

400 g de garbanzos
  cocidos
2 alcachofas limpias
  y cortadas en cuartos
1 cebolla mediana pelada
  y picada o 2 cucharadas
  de cebolla congelada
30 g de almendras
  tostadas peladas
  y ralladas
150 ml de caldo de
  verduras o agua
30 g de queso parmesano
  rallado
2 cucharadas de aceite
  de oliva
sal y pimienta molida

Preparación

- Cocer las alcachofas en agua hirviendo y salada unos 10 minutos. Cuando estén tiernas, escurrirlas rápidamente.
- En una cazuela, cocer la cebolla con el aceite lentamente. Cuando empiece a dorarse, añadir las almendras junto con el caldo, los garbanzos y las alcachofas. Dejarlo cocer unos 15 minutos a fuego lento; para que no se pegue, es mejor hacerlo en el horno, ya caliente a 200 ℃, sin taparlo.
- Pasado el tiempo de cocción, espolvorear los garbanzos con el queso y gratinarlo en el horno hasta que esté dorado. Servirlo caliente.

INDICACIONES:
> Si no es tiempo de buenas alcachofas, se puede preparar el plato sin ellas.
> Las legumbres con verduras siempre son más digeribles.

ALUBIAS CON MUSLITOS DE POLLO

Dificultad: media

Ingredientes

400 g de alubias blancas
   cocidas y escurridas
4 muslitos de alas
   de pollo
1 cebolla mediana
   o 2 cucharadas
   de cebolla congelada
1 diente de ajo pelado
   y picado
1 pimiento rojo pequeño
   limpio y cortado en tiras
75 ml de vino blanco
   seco
100 ml de salsa
   de tomate
30 g de pan rallado
2 cucharadas de aceite
   de oliva
½ cucharada de café
   de orégano
sal y pimienta molida

Preparación si se quieren freír

- En una cazuela de fondo grueso poner el aceite y dorar los muslitos previamente salpimentados.
- Una vez dorados, retirarlos y poner la cebolla, el ajo y el pimiento. Rehogarlos a fuego lento hasta que estén reblandecidos pero no dorados.
- Volver a poner los muslitos, regarlos con el vino y dejarlo reducir.
- Seguidamente, incorporar la salsa de tomate y el orégano, rectificar de sal y dejarlo cocer tapado unos 25 minutos. Para que no se reseque la salsa, lo mejor es cocerlo, tapado, en el horno, ya caliente a 180 °C.
- Pasado el tiempo de cocción añadir las alubias y continuar la cocción unos 10 minutos más. Espolvorear con el pan rallado y dorarlo en el horno con el gratinador encendido. Servirlo rápidamente.

INDICACIONES:

> Si en vez de cuatro muslitos de ala se ponen ocho o cuatro muslos normales es un buen plato único.
> Si se quiere servir el plato frío no es necesario el pan rallado ni gratinarlo al horno.

HABAS SALTEADAS CON AJOS TIERNOS

Dificultad: baja

Ingredientes
500 g de habas muy tiernas peladas
  (pueden ser congeladas)
½ manojo de ajos tiernos pelados
  y partidos por la mitad de arriba abajo
harina
3 cucharadas de aceite de oliva
sal

Preparación
- Cocer las habas en agua hirviendo y salada unos 5 minutos, según lo tiernas que sean. Una vez cocidas, escurrirlas.
- Rehogar los ajos con el aceite en una sartén, muy lentamente para que no se quemen. Cuando los ajos empiezan a dorarse, retirarlos.
- En la misma sartén, saltear las habas a fuego fuerte. Removerlas de vez en cuando, y a medida que se van removiendo, espolvorearlas con harina.
- Cuando las habas estén doradas, servirlas con los ajos por encima.

INDICACIONES:
> La base de esta receta es que las habas salteadas queden un poco crujientes.

GUISANTES CON CHAMPIÑONES Y PATATAS NUEVAS

Dificultad: baja

Ingredientes
300 g de guisantes pelados
  (pueden ser congelados)
150 g de champiñones limpios
  y cortados en cuartos
4 patatas pequeñas y tiernas, sin pelar
  y partidas por la mitad a lo largo
2 dientes de ajo pelados y cortados
  en láminas
½ guindilla
200 ml de caldo vegetal
2 cucharadas de aceite de oliva
sal

Preparación
- En una cazuela de fondo grueso, rehogar los ajos con el aceite. Cuando se doren, añadir los champiñones, cocerlos hasta que se evapore el agua y salar.
- A continuación, añadir los guisantes, las patatas y la guindilla. Agregar el caldo y cocer a fuego lento y tapado de 15 a 20 minutos, según sean de tiernos los guisantes y rectificar de sal. Servir el plato muy caliente.

INDICACIONES:
> Este plato también se puede hacer con habas tiernas.

VERDURAS Y HORTALIZAS

ALCACHOFAS CON VINAGRETA DE OLIVADA

Dificultad: baja

Ingredientes

6 alcachofas tiernas
75 g de queso feta
 cortado en dados
 pequeños
12 aceitunas negras

**Para la vinagreta
 de olivada**

½ cucharadita de café de
 olivada verde
1 cucharadita de postres
 de zumo de limón
3 cucharadas de aceite
 de oliva virgen
flor de sal y pimienta
 molida

Preparación

- Pulir las alcachofas sacando las hojas exteriores hasta que solo queden las hojas tiernas. Cocerlas en el microondas a temperatura media unos 6 minutos, tapadas; es importante que no queden muy cocidas.
- Seguidamente, cortarlas en láminas lo más finas posible.
- En un bol, preparar la salsa con todos los ingredientes del apartado, removiéndolos bien.
- Extender las láminas de alcachofa en una bandeja plana de servir o en dos platos, con el queso y las aceitunas por encima, y aliñarlas con la salsa vinagreta.
- Este plato mejora si se sirve templado o a temperatura ambiente.

INDICACIONES:
> Las alcachofas si son muy tiernas se pueden preparar crudas y pasadas por zumo de limón para que no se ennegrezcan.

CHIPS DE ALCACHOFA

Dificultad: media

Ingredientes

2 alcachofas grandes o
  3 alcachofas pequeñas
  muy tiernas
25 g de queso parmesano
  rallado (opcional)
1 cucharada de zumo de
  limón
3 cucharadas de aceite
  de oliva
sal y pimienta molida

Preparación

- Pulir las alcachofas procurando dejar solo la parte más tierna. Cortarlas en láminas muy finas con un cuchillo bien afilado o con la mandolina.
- Mezclar el aceite con el zumo de limón, el queso y salpimentarlo.
- Pasar las láminas de alcachofa por la mezcla de aceite y colocarlas en una bandeja forrada con papel de horno.
- Poner la bandeja en el horno, ya caliente a 200 °C, de 25 a 30 minutos, hasta que los chips estén dorados. Darles la vuelta a media cocción. Se deben servir calientes.

INDICACIONES:

> Los chips son muy buenos. Se pueden hornear en dos tiempos, el primero de unos 20 minutos y el segundo de 10 minutos. No es aconsejable dejar pasar más de 2 horas entre una cocción y la otra.

MUFFINS DE CALABACÍN CON CAVIAR DE BERENJENA

Dificultad: media

Ingredientes

2 calabacines medianos
   cortados en dados
   gruesos (sin pelar)
2 ramas de perejil
75 g de harina
1 huevo

Para el caviar de berenjena

2 berenjenas pequeñas
   cortadas por la mitad
   a lo largo (sin pelar)
1 o 2 dientes de ajo
   pelados y picados
½ cebolla mediana
   pelada y troceada
   el zumo y la ralladura
   de ½ limón
4 cucharadas de aceite
   de oliva virgen
sal y pimienta molida

6 moldes para muffins
   de silicona

Preparación

- Poner a cocer las berenjenas en el horno, ya caliente a 190 °C, unos 30 minutos. Una vez cocidas, sacar la pulpa con la ayuda de una cuchara, escurrirla bien, añadirle el ajo, la cebolla, el zumo y la ralladura de limón y el aceite, salpimentarla y triturarla.
- Envolver los dados de calabacín con papel de aluminio o papel de horno y cocerlos al vapor en el horno (puede ser al mismo tiempo que las berenjenas) o en el microondas. Una vez cocidos, triturarlos junto con las hojas de perejil.
- En un bol, mezclar el puré de calabacín con la harina y el huevo y salpimentarlo.
- Poner una cucharada de caviar de berenjena en cada molde. Llenar los moldes hasta las tres cuartas partes de su capacidad con la mezcla de calabacín.
- Cocer los muffins en el horno, ya caliente a 200 °C, de 12 a 15 minutos, según el tamaño de los moldes.
- Una vez cocidos, desmoldar los muffins en los platos y servirlos calientes junto con el resto de caviar de berenjena aparte.

> **INDICACIONES:**
> › Este plato también se puede preparar con zanahorias en lugar de calabacines.
> › Se pueden asar la berenjena y el calabacín con antelación, o aprovechar si se tienen asados.

BERENJENAS RELLENAS DE FRUTOS SECOS

Dificultad: media

Ingredientes
2 berenjenas alargadas
  pequeñas abiertas
  a lo largo
30 g de avellanas
  tostadas, peladas
  y troceadas
30 g de piñones
25 g de pasas sin
  semillas (sultanas)
100 g de arroz (puede ser
  integral o mezclado)
300 ml de caldo de
  verduras preparado
1 cebolla mediana pelada
  y picada o 2 cucharadas
  de cebolla congelada
100 g de queso fresco de
  Burgos o queso crema
  tipo Philadelphia®
el zumo de ½ limón
3 cucharadas de aceite
  de oliva
sal y pimienta molida

Preparación
- Pintar las berenjenas con aceite y cocerlas en el horno, ya caliente a 200 ºC, durante unos 20 minutos.
- Aparte, cocer el arroz en el caldo vegetal hirviendo y salpimentado. Una vez cocido el arroz, escurrirlo rápidamente y reservar el caldo.
- En una cazuela de fondo grueso, dorar los piñones (sin aceite). Cuando estén listos, retirarlos. En la misma cazuela, agregar 2 cucharadas de aceite y rehogar lentamente la cebolla hasta que empiece a dorarse. Añadir las pasas, darles unas vueltas, poner el arroz con el caldo vegetal justo para que quede ligado, dejar que arranque el hervor y retirar la cazuela del fuego.
- Sacar la pulpa de las berenjenas, procurando no estropear la piel, y triturarla. Mezclar la pulpa de las berenjenas con la preparación anterior y junto con los piñones y las avellanas. Rellenar las berenjenas con esta preparación.
- Mezclar el queso con el zumo de limón y una cucharada de aceite y esparcirlo por encima de las berenjenas.
- Antes de servir las berenjenas, gratinarlas en el horno, hasta que el queso empiece a dorarse.

INDICACIONES:
> Se puede sustituir el arroz por cuscús.
> Este plato se puede preparar con antelación.

CRUMBLE DE CALABAZA Y CASTAÑAS

Dificultad: baja

Ingredientes

½ calabaza violín pelada
y cortada en dados
gruesos
150 g de castañas
peladas y hervidas
(pueden ser en conserva
al natural o congeladas)
1 cebolla mediana pelada
y picada o 2 cucharadas
de cebolla congelada
2 cucharadas de aceite
de oliva
sal y pimienta molida

Para la pasta
100 g de harina
100 g de mantequilla fría
30 g de queso parmesano
rallado

1 fuente redonda que
pueda ir al horno
de unos 20 cm de
diámetro

Preparación

- Cocer la cebolla con el aceite en una cazuela a fuego lento. Cuando empiece a dorarse, añadir la calabaza, remover bien, salpimentarlo y seguir cociendo unos 15 minutos más.
- Para preparar la pasta, poner en un bol el queso, la harina, la mantequilla y un poco de sal. Con las puntas de los dedos, ir pellizcando los ingredientes, hasta obtener una mezcla con una textura de grumos pequeños. No debe quedar compactada.
- Untar con mantequilla o aceite la fuente, volcar en ella la calabaza, añadir las castañas partidas por la mitad y salpimentarlo. Esparcir por encima los grumos de pasta.
- Poner la fuente en el horno, ya caliente a 180 ºC, y cocer unos 35 minutos, hasta que esté dorada la pasta. Servirlo muy caliente.

INDICACIONES:
> Este es un plato de invierno.
> Se puede preparar con boniato.

JUDÍAS VERDES SALTEADAS A LA CREMA DE AJO

Dificultad: baja

Ingredientes
500 g de judías verdes
  finas limpias
4 dientes de ajo
150 ml de crema de
  leche para cocinar
2 cucharadas de aceite
  de oliva
sal y pimienta molida

Preparación
- Cocer las judías en agua hirviendo y salada unos 12 minutos. Pasado este tiempo, escurrirlas rápidamente y saltearlas en una sartén con el aceite.
- Cocer los ajos con piel en el microondas unos 5 minutos a temperatura media, tapados. Una vez cocidos, pelarlos y ponerlos a hervir unos 5 minutos con la crema de leche y triturarlo.
- Servir las judías verdes con la salsa de ajos por encima.

INDICACIONES:
> Estas judías con salsa pueden acompañar cualquier tipo de carne.
> Las judías verdes finas congeladas también son adecuadas para preparar este plato.

PASTEL DE VERDURAS

Dificultad: baja

Ingredientes

½ coliflor o 1 brócoli
  pequeño cortado en
  brotes pequeños
4 hojas de acelga limpias
  y cortadas en trozos
2 alcachofas pulidas
2 huevos
100 g de queso ricotta
  o queso crema tipo
  Philadelphia®
40 g de fécula de maíz
  (maicena)
  25 g de almendras
  crudas en palitos
1 cucharada de aceite
sal, pimienta molida y
  nuez moscada rallada

1 bandeja rectangular
  de 18 o 20 cm de largo

Preparación

- Cocer los brotes de coliflor y las hojas de acelga en agua hirviendo y salada unos 5 minutos. Pasado este tiempo, escurrirlos.
- Cocer las alcachofas enteras en el microondas a temperatura media durante unos 6 minutos. Cuando estén blandas, cortarlas en gajos finos.
- En un bol, batir los huevos con el queso y la fécula y condimentar con sal, pimienta y nuez moscada. Añadir las verduras, es importante que estén bien escurridas.
- Untar la bandeja con el aceite y extender en ella la mezcla preparada, procurando que quede bien repartida. Esparcir por encima los palitos de almendra.
- Cocer el pastel en el horno, ya caliente a 180 °C, unos 30 minutos.
- Servirlo caliente o bien a temperatura ambiente.

INDICACIONES:

> Para hacer este pastel se pueden reciclar verduras ya cocidas. También se pueden usar verduras congeladas.
> Se puede preparar doble cantidad y tenerlo preparado para otro día.

FLAN DE ESPÁRRAGOS Y JAMÓN

Dificultad: baja-media

Ingredientes

½ manojo de espárragos
  verdes
2 lonchas de jamón
  serrano
75 ml de leche
2 huevos
2 huevos de codorniz
  (opcionales)
sal y pimienta molida

*2 recipientes de
porcelana un poco
hondos que puedan ir
al horno o 2 flaneras
individuales*

Preparación

- Sacar la parte dura de los espárragos y cocerlos en el microondas a temperatura media unos 6 minutos, tapados y salpicados con agua.
- Reservar 4 puntas de espárrago para decorar y triturar el resto con la leche.
- En un recipiente, batir los huevos con la mezcla de los espárragos y salpimentarlo.
- Repartir la preparación en los dos moldes previamente untados con mantequilla. Cocer los flanes al baño maría en el horno, a 180 ºC, de 25 a 30 minutos según sean de grandes los recipientes o las flaneras.
- Poner los huevos de codorniz al fuego en un cazo con abundante agua fría. Cuando el agua empiece a hervir, dejarlos cocer unos 4 minutos. Seguidamente, retirarlos del fuego y escurrirlos. Cuando estén fríos, pelarlos.
- Desmoldar los flanes y decorarlos con los huevos de codorniz, las puntas de espárrago reservadas y las lonchas de jamón pasadas por la sartén (sin aceite) para que queden más crujientes.

INDICACIONES

> Si se usan flaneras como moldes, el flan debe desmoldarse cuando esté completamente frío, con lo cual se servirá frío. En caso contrario, se puede servir caliente.

TEMPURA DE VEGETALES

Dificultad: media

Ingredientes

Para preparar la tempura,
véase la página 129

1 calabacín o 1 berenjena
(sin pelar) cortados
en rodajas muy finas
1 manojo de espárragos
verdes pulidos
200 g de judías verdes
finas con la parte
del rabo cortada
1 coliflor o brócoli
pequeño cortado en
brotes pequeños
2 cebollas medianas
peladas y cortadas
en rodajas de 0,5 cm
de ancho
aceite de oliva refinado
o de girasol apto para
fritura
sal

Preparación

- Secar bien las rodajas de calabacín o berenjena.
- Cocer los espárragos en el microondas de 5 a 7 minutos y secarlos.
- Cocer las judías en agua hirviendo y salada unos 5 minutos. Escurrirlas y secarlas bien.
- Cocer los brotes de coliflor en agua hirviendo y salada unos 5 minutos. Escurrirlos y secarlos bien
- Despegar las rodajas de cebolla para que queden aros.
- Rebozar los vegetales en la tempura y ponerlos a freír de uno en uno, con el aceite caliente, en pequeñas cantidades para que no se peguen al cocerse. A medida que se van sacando los vegetales de la sartén, se ponen a escurrir en una rejilla. No añadir otra tanda a la sartén hasta que se haya retirado toda la anterior.

INDICACIONES:

> Si los vegetales son muy tiernos, no es necesario hervirlos.
> Es importante seguir las indicaciones para la fritura de las páginas 90-91.

HUEVOS

HUEVOS AL PLATO A LA ANDALUZA

Dificultad: baja

Ingredientes
4 huevos medianos
1 cucharada de cebolla
   picada pequeña (puede
   ser congelada)
½ diente de ajo picado
½ pimiento rojo sin
   semillas y cortado en
   tiras finas
1 tomate rojo y fuerte,
   sin semillas y cortado
   en octavos
40 g de chorizo cortado
   en dados
1 rama de tomillo
2 cucharadas de aceite
   de oliva
sal y pimienta molida

Preparación
- Saltear la cebolla, el ajo y el pimiento con el aceite durante unos 3 minutos. Añadir el tomate, el chorizo y el tomillo y salpimentar. Dejarlo cocer a fuego lento unos 5 minutos más.
- Repartir la preparación en dos platos o cazuelas individuales que puedan ir al horno. Cascar los huevos encima y salpimentarlos.
- Cocer los huevos en el horno, ya caliente a 200 ℃, unos 5 minutos. Para que la clara se cuaje bien y la yema quede cremosa, tapar la yema con media cáscara de huevo.

INDICACIONES:
> Se puede sustituir el chorizo por jamón serrano, jamón cocido o beicon.
> También se pueden preparar los huevos con unos restos de sofrito que haya sobrado.

CLAFOUTIS DE ACEITUNAS Y CHORIZO

Dificultad: baja

Ingredientes

75 g de aceitunas negras
   sin hueso y cortadas
   en rodajas
50 g de chorizo cortado
   en lonchas finas
20 g de mantequilla
   reblandecida
1 cucharada de pan
   rallado
1 huevo + 1 yema
   de huevo
250 ml de leche
50 ml de crema de leche
   para cocinar
1 cucharadita de postres
   de fécula de maiz
   (maicena)
sal y pimienta molida

1 molde redondo de
   18 o 20 cm de diámetro
   o rectangular de 18 cm
   de largo

Preparación

- Untar el molde con la mantequilla y espolvorearlo con el pan rallado.
- Cubrir el fondo del molde con las lonchas de chorizo.
- En un bol, batir el huevo, la yema de huevo, la leche, la crema de leche y la fécula hasta obtener una crema homogénea y salpimentar. Añadir las aceitunas y las rodajas de chorizo que hayan sobrado, cortadas en trocitos muy pequeños.
- Verter la preparación en el molde y cocerlo al horno ya caliente a 180 °C unos 35 minutos. Pasado este tiempo de cocción, retirar el clafoutis del horno y dejarlo enfriar antes de desmoldarlo.

INDICACIONES:

> Si se corta en dados, el *clafoutis* se puede servir como aperitivo o como primer plato, en este caso acompañado de una ensalada.

> El chorizo se puede sustituir por salami, si se tiene en casa.

Dificultad: baja

Ingredientes

3 huevos

1 lata pequeña de atún escurrido (puede ser al natural)

1 cucharada de queso fresco cremoso o crema de leche

1 cucharada de mayonesa

1 cucharadita de zumo de limón

2 gotas de tabasco (si gustan picantes)

Preparación

- Poner los huevos en el fuego en un cazo con agua fría. Cuando el agua arranque el hervor, dejarlos cocer entre 8 y 9 minutos, según lo grandes que sean. Retirarlos del fuego, cambiar el agua hirviendo por agua fría y dejarlos en el agua hasta que estén completamente fríos.
- Pelar los huevos y separar la clara de la yema. Rallar o picar pequeñas las claras por un lado y, por otro lado, desmenuzar las yemas.
- Mezclar el atún con el queso, la mayonesa, el zumo de limón y el tabasco.
- Repartir la clara en dos vasos bajos y anchos, encima de la clara poner la mitad de la mezcla preparada, y cubrirla con la yema de huevo.
- Servir los huevos fríos, se pueden decorar con un poco de cebollino o unas hojas de perejil.

INDICACIONES:

> Para obtener más información sobre los huevos duros véase la página 101.
> Se puede prescindir del atún. En este caso, doblar la cantidad de queso cremoso.

BRIOCHES SORPRESA

Dificultad: baja

Ingredientes
2 brioches en forma de magdalena o
  panecillos de viena (mejor si son del día
  anterior)
2 huevos no muy grandes
2 cucharadas de crema de leche espesa
1 quesito cremoso
1 loncha de jamón cocido cortada
  en dados pequeños
sal y pimienta molida

Preparación
- Cortar los brioches por la parte de encima y vaciarles el interior. Triturar la crema de leche y el quesito.
- Rellenar los brioches con el jamón. Cascar los huevos e introducirlos dentro de cada brioche. Salpimentarlos y verter por encima la mezcla preparada.
- Colocar los brioches en una bandeja que pueda ir al horno y cocerlos en el horno ya caliente a 180 ºC, de 8 a 10 minutos. Una vez cocidos, servirlos de inmediato.

INDICACIONES:
> El tiempo de cocción de los huevos variará según como gusten de cocidos.

HUEVOS AL VAPOR CON JAMÓN

Dificultad: baja

Ingredientes
2 huevos muy frescos
2 lonchas de jamón serrano
2 rebanadas de pan (mejor si son
  de pan de molde)
2 cucharadas de aceite de oliva
  o 30 g de mantequilla
sal y pimienta molida

Preparación
- Untar las rebanadas de pan con aceite o mantequilla y tostarlas.
- En una sartén poner al fuego las lonchas de jamón sin aceite. Una vez doradas y crujientes, retirarlas.
- En la misma sartén (con la grasa que haya soltado el jamón), cocer los huevos. Para que queden mejor, cascarlos en una taza y volcarlos en la sartén con precaución. Salpimentarlos y dejarlos cocer, tapados, de 2 a 3 minutos, según gusten de cocidos.
- Colocar las tostadas en dos platos, encima los huevos y el jamón y servirlos rápidamente.

INDICACIONES:
> Los huevos al vapor sustituyen a los huevos fritos y son más digeribles.

HUEVOS RELLENOS DE QUESO DE CABRA TIERNO Y HIERBAS AROMÁTICAS

Dificultad: baja

Ingredientes

3 huevos
100 g de queso tierno
  de cabra
2 ramitas de cebollino
2 hojas de perifollo
  o albahaca
5 hojas de perejil
1 hoja de apio
1 cucharada de aceite
  de oliva virgen
pimentón dulce o picante
sal y pimienta molida

Preparación

- Poner los huevos a cocer en un cazo, con el agua fría. Cuando arranque el hervor, dejarlos cocer unos 8 o 9 minutos, según el tamaño. Retirarlos del fuego, cambiar el agua hirviendo por agua fría y dejarlos en el agua hasta que estén completamente fríos.
- Pelar los huevos, partirlos por la mitad a lo largo y sacar las yemas.
- Limpiar todas las hierbas, secarlas y triturarlas. Con la ayuda de un tenedor, mezclar las yemas con las hierbas trituradas, el queso y el aceite, y salpimentar.
- Rellenar las claras con la mezcla preparada y espolvorear con un poco de pimentón.
- Servir los huevos fríos acompañados de una ensalada.

INDICACIONES:
> Las hierbas aromáticas se pueden variar.
> Según las hierbas aromáticas que se pongan cambiará el sabor de los huevos rellenos.

TORTILLA DE MARISCO

Dificultad: media

Ingredientes
3 huevos
200 g de gambas,
   almejas u otro tipo
   de marisco limpio
   y sin cáscaras
80 g de pasta pequeña,
   por ejemplo, pistones
½ cucharada de eneldo
   seco
2 cucharadas de aceite
   de oliva
sal y pimienta molida

Preparación
- Cocer la pasta en agua hirviendo y salada el tiempo recomendado en el envase y, una vez cocida escurrirla rápidamente.
- Batir los huevos en un bol, salpimentarlos y añadir la pasta, el eneldo y el marisco.
- Calentar el aceite en una sartén de unos 24 centímetros de diámetro. Cuando el aceite esté caliente, esparcir la mezcla de huevos, removerla y dejarla cocer unos 5 minutos con la sartén tapada. Cuando los bordes se despeguen de la sartén, darle la vuelta a la tortilla y dejarla cocer otros 5 minutos más. Repetir esta operación como mínimo dos veces por cada lado para que la tortilla quede bien cocida y redondeada de los bordes.

INDICACIONES:
> Es importante que la tortilla quede bien cocida por dentro, en caso contrario puede haber problemas de intoxicación alimentaria si no se come rápidamente.
> Se puede preparar la tortilla con todo tipo de sobras de pescado.
> Se puede sustituir la pasta por dos patatas medianas cocidas en el microondas o hervidas y troceadas pequeñas.

TORTILLA DE PATATAS ESPECIAL

Dificultad: media

Ingredientes
4 huevos
400 g de patatas peladas
 y cortadas en trozos
2 cebollas medianas
 peladas y cortadas
 en láminas
½ bolsa de espinacas
 frescas o ½ bolsa de
 espinacas congeladas
100 g de queso
 manchego semiseco
 rallado
4 cucharadas de aceite
 de oliva
sal y pimienta molida

Preparación
- Con la mitad del aceite, cocer las patatas en una sartén de unos 24 centímetros de diámetro. Cuando empiecen a estar un poco reblandecidas, añadir la cebolla. Dejarlo cocer todo hasta que empiece a dorarse.
- Agregar las hojas de espinaca y salpimentar. Dejarlo cocer hasta que se haya evaporado el líquido.
- Si las espinacas son congeladas, ponerlas a cocer en una sartén aparte, a fuego lento y tapadas, hasta que se descongelen y el líquido se evapore.
- En un bol, batir los huevos, salpimentarlos y añadir la preparación anterior más el queso y las espinacas, si son congeladas.
- Volver a poner la sartén en el fuego con el resto del aceite. Cuando esté caliente, verter la mezcla de los huevos, removerla y dejarla cocer unos 5 minutos. Cuando los bordes se despeguen de la sartén, darle la vuelta a la tortilla y cocer otros 5 minutos. Repetir esta operación como mínimo dos veces por cada lado, tapando la sartén durante la cocción para que la tortilla quede bien cocida.

INDICACIONES:
> Es importante que el interior quede bien cocido, porque en caso contrario puede haber intoxicación alimentaria si no se come rápidamente.
> Esta tortilla es para más de dos personas, pero la que sobre se puede comer en otro momento, o servirla cortada en dados como aperitivo. Se debe conservar en la nevera tapada.
> Acompaña de una ensalada, es un plato único.

PESCADOS Y MARISCOS

CALAMARES PEQUEÑOS EN ESCABECHE

Dificultad: baja

Ingredientes
(para 4 personas o más)
1.250 g de calamares
    pequeños limpios
    y escurridos

Para el escabeche
200 ml de aceite de oliva
4 dientes de ajo sin pelar
100 ml de vinagre de
    vino blanco
1 cucharadita de postres
    de pimentón dulce
2 hojas de laurel
2 ramitas de tomillo
2 ramitas de perejil
sal y pimienta en grano
    blanca o negra

Preparación
- En una cazuela calentar el aceite con los dientes de ajo. Cuando empiecen a dorarse, añadir los calamares y dejarlos cocer lentamente, tapados, unos 15 minutos.
- Pasado este tiempo de cocción, añadir el resto de los ingredientes del escabeche y dejarlos cocer a fuego lento (para que no se queme el pimentón) durante unos 10 minutos más.
- Retirar la cazuela del fuego y, cuando se haya enfriado el escabeche, ponerlo en la nevera como mínimo unas 12 horas para que se maceren bien.

INDICACIONES:
> Es importante que la salsa cubra los calamares, por este motivo es mejor ponerlos en un recipiente hondo.
> El escabeche se puede preparar con pulpitos u otro tipo de cefalópodos, también con sardinas, boquerones, truchas…
> Lo ideal es dejar macerar los calamares unos 3 días en la nevera antes de consumirlos.

Dificultad: baja

Ingredientes
4 rodajas de merluza
2 cucharadas
   de aceite de oliva
40 g de almendra molida
½ cucharadita de postres
   de cebollino o perejil
   picados
la ralladura de ½ limón
sal y pimienta molida

Preparación

- En un plato mezclar el aceite, la almendra molida, el cebollino y la ralladura de limón.
- Salpimentar las rodajas de merluza, rebozarlas bien con la mezcla preparada y colocarlas en una bandeja que pueda ir al horno.
- Poner la bandeja a gratinar en el horno, ya caliente. Dejar cocer el pescado hasta que esté dorado. Darle la vuelta y dejar que se dore por el otro lado. Para que el rebozado se dore uniformemente poner la bandeja separada del gratinador, en la parte media-baja del horno.
- Servir el pescado caliente. Se puede acompañar de una ensalada aparte.

INDICACIONES:
> Se puede preparar el plato con otro tipo de pescado. También puede ser congelado.
> Para variar el sabor del rebozado se puede cambiar la almendra molida por sésamo, queso rallado, etc.

DORADAS AL HORNO CON LIMÓN Y ACEITUNAS

Dificultad: baja

Ingredientes

2 doradas individuales
  limpias
1 limón en rodajas
50 g de aceitunas verdes
  sin hueso y cortadas en
  rodajas
un poco de azafrán
  molido, pimentón dulce
  y pimienta de Cayena
2 ramitas de cilantro
  o perejil picados
2 cucharadas de aceite
  de oliva
sal y pimienta molida

Preparación

- En un bol mezclar el aceite, el azafrán, el pimentón, las pimientas y la sal.
- Poner las doradas en una fuente que pueda ir al horno con la mezcla preparada por encima, taparlas con film alimentario y dejarlas macerar 1 hora en el frigorífico, dándoles la vuelta una vez.
- Pasado el tiempo de maceración, retirar el film, hacer unas dos incisiones en la parte superior de las doradas y colocar las rodajas de limón en ellas; las rodajas que sobren ponerlas alrededor del pescado con las aceitunas y el cilantro o perejil.
- Tapar la fuente con papel de aluminio o de horno y cocer el pescado en el horno, ya caliente a 180 °C, unos 25 minutos. Pasado este tiempo de cocción ya estará listo para servir.

INDICACIONES:
> Este plato se puede preparar con otro tipo de pescado como lubina, besugo...
> También se puede preparar con un pescado que no sea individual, el tiempo de cocción será de unos 5 minutos más.

SALMONETES CON PASTA FILO

Dificultad: media-alta

Ingredientes

2 salmonetes
  individuales a filetes
4 rectángulos de pasta
  filo
2 tomates grandes y
  rojos, pelados y sin
  semillas
1 cebolla mediana pelada
  y picada o 2 cucharadas
  de cebolla congelada
1 diente de ajo pelado
  y picado
½ tacita de vino blanco
2 lonchas de jamón
  serrano
2 hojas de albahaca
  picadas
2 cucharadas de aceite
  de oliva para pintar
sal y pimienta molida

Preparación

- Cortar los tomates en dados una vez pelados y sin semillas, ponerlos a cocer sin aceite con la cebolla, el diente de ajo y el vino. La salsa debe cocerse unos 15 minutos; salpimentarla a media cocción.
- Poner los rectángulos de pasta filo uno encima del otro y cortarlos por la mitad, pintar la pasta filo con aceite, y colocar en el centro de cada parte de pasta un filete de pescado; encima, una loncha de jamón y, por último, el otro filete. Salpimentarlo, espolvorearlo con la albahaca y envolver la pasta como si fuera un caramelo. Atar las puntas y el centro con hilo (que no sea sintético), volver a pintar la pasta y colocar los dos paquetes en una fuente que pueda ir al horno.
- Poner la fuente en el horno, ya caliente, a 180 ºC, unos 5 minutos por cada lado, hasta que se dore la pasta y queden crujientes.
- Servirlos rápidamente con la salsa como acompañamiento aparte.

INDICACIONES:

> Se puede preparar el plato con otro pescado de roca. En cambio, no son aconsejables ni la merluza ni el rape.
> Se puede aprovechar para hacer más salsa de tomate y tenerla ya preparada para acompañar pasta o arroz, o bien como base para un sofrito.

TOURNEDOS DE FILETE DE RAPE CON BEICON CRUJIENTE

Dificultad: media

Ingredientes
2 filetes de rape de la parte ancha, de
   unos 150 g cada uno, limpios
10 o 12 lonchas de beicon cortadas muy
   finas pero que no se rompan, sin corteza
sal y pimienta molida

Preparación
- Secar bien los dos filetes y salpimentarlos ligeramente.
- Estirar dos rectángulos de film alimentario en la superficie de trabajo, poner
   encima el beicon superponiendo las lonchas ligeramente y poner los filetes encima. Enrollar cada rectángulo formando
   un rulo bien apretado. Dejarlos unos 30
   minutos en la nevera como mínimo.
- Calentar el horno a 210°C, retirar el film
   alimentario de los rulos, y cocerlos en
   una fuente en el horno unos 10 minutos por un lado y unos 7 o 8 minutos
   por el otro.
- Servirlos rápidamente. Se pueden
   acompañar con unas patatas asadas o
   un arroz al horno.

> **INDICACIONES:**
> › Se puede preparar con rape con-
>   gelado.

SARDINAS O BOQUERONES REBOZADOS

Dificultad: baja

Ingredientes
6 sardinas o boquerones grandes sin
   espinas y fileteados
1 huevo
2 cucharadas de vino blanco seco
150 g de sémola fina de arroz o trigo
1 diente de ajo pelado y picado con
   perejil
1 limón
aceite de oliva refinado o de girasol
sal y pimienta molida

Preparación
- En un plato, batir el huevo con el vino
   y salpimentarlo. En otro plato, mezclar
   el ajo y perejil con la sémola.
- En una sartén o freidora calentar el
   aceite y, cuando esté al punto, ir añadiendo los filetes de pescado, pasados
   primero por la mezcla de huevo y después por la de sémola. Una vez dorados, dejarlos escurrir en una rejilla.
- Servir los filetes bien calientes y acompañados de una ensalada verde de hojas variadas y un gajo de limón.

> **INDICACIONES:**
> › Servir los filetes bien calientes.

GAMBAS GRATINADAS

Dificultad: baja

Ingredientes

12 gambas medianas
 tirando a grandes,
 limpias pero con
 cabeza (pueden ser
 congeladas)
1 limón, el zumo
1 ramito de perifollo
 o perejil picados
1 cebolla pelada y
 cortada en láminas
 muy finas
4 cucharadas de aceite
 de oliva
sal y pimienta molida

12 palitos para pinchos
bandeja del horno

Preparación

- Preparar una mezcla con el zumo de limón, las hojas de perifollo o perejil y el aceite. Cuando esté bien mezclado, salpimentar. Regar las gambas con la mezcla y dejarlas marinar como mínimo 1 hora en la nevera tapadas con film alimentario.
- Extender la cebolla en la bandeja del horno, poner encima las gambas, atravesadas de la cabeza a la cola, cada una con un palito para que queden completamente rectas, y regarlas con la mitad de la maceración.
- Poner la bandeja en la parte media del horno y encender el gratinador. Dejar cocer las gambas unos 5 minutos, darles la vuelta, cubrirlas con el resto de la maceración y dejarlas cocer 5 minutos más. Se deben servir rápidamente.

INDICACIONES:
> Con este sistema también se pueden preparar langostinos.
> Si las gambas son congeladas, se deben macerar directamente para que a medida que se vayan descongelando se vayan aromatizando.

MEJILLONES O ALMEJAS CON JAMÓN

Dificultad: baja

Ingredientes

1 kg de mejillones
o 600 g de almejas
75 g de virutas de jamón,
mejor si es ibérico
1 chalota o cebolla
pequeña pelada
y picada
1 diente de ajo pelado
y picado
250 ml de vino blanco
seco
1 ramita de tomillo
2 cucharadas de aceite
de oliva

Preparación

- Limpiar los mejillones o poner las almejas unos 10 minutos en agua fría con sal, para que expulsen las impurezas que puedan llevar.
- En una olla o cazuela honda poner a calentar el aceite, freír las virutas de jamón hasta que estén crujientes y retirarlas rápidamente para que no se quemen.
- En el mismo aceite, sofreír ligeramente la chalota y el ajo, incorporar el vino, remover bien y añadir los mejillones o las almejas.
- Tapar la olla y dejar cocer el marisco a fuego medio hasta que se hayan abierto. Volver a poner el jamón, apartar la olla del fuego y dejarla tapada unos 5 minutos para que todo quede bien perfumado.

INDICACIONES:
> Quedan muy bien estos mejillones si se acompañan con patatas fritas.

TRUCHAS CON ALMENDRAS

Dificultad: baja

Ingredientes

2 truchas individuales
  limpias por fuera
  y por dentro
30 g de almendras
  laminadas
1 limón, la mitad
  exprimido y la otra
  mitad cortada
  en rodajas
harina
30 g de mantequilla
4 cucharadas de aceite
  de oliva
sal y pimienta molida

Preparación

- Salpimentar las truchas por dentro y por fuera, colocar una rodaja de limón dentro de cada trucha y enharinarlas.
- En una sartén calentar el aceite y poner a dorar las truchas por los dos lados. Una vez doradas, colocarlas en una fuente de servir.
- Retirar el aceite de la sartén y dorar en ella las almendras con la mantequilla, ir removiéndolas para que no se quemen. Cuando las almendras empiecen a dorarse, agregar el zumo de limón, dejar que arranque el hervor y retirar del fuego.
- Verter la salsa preparada por encima de las truchas y servirlas rápidamente.

INDICACIONES:

- Es muy importante que la mantequilla no se queme, porque no es buena para la salud.
- La trucha, al ser un pescado de río, es un poco insípido. Por esta razón le va muy bien el limón.

ATÚN CON SALSA DE MANGO

Dificultad: baja

Ingredientes

2 trozos de atún de unos
150 g cada uno cortados
gruesos

½ mango pelado
y cortado en dados

el zumo y la ralladura
de ½ naranja

½ cucharadita de café
de hojas de romero

1 diente de ajo pelado
y picado

75 g de sésamo blanco

3 cucharadas de aceite,
mejor si es de sésamo

1 cucharada de salsa
de soja

una pizca de pimentón
picante

sal y pimienta molida

Preparación

- Poner a macerar el mango con la mitad del zumo y la ralladura de naranja, el romero, el ajo y el pimentón picante. Condimentarlo generosamente con sal y pimienta.
- En un plato poner el atún, salpimentarlo y untarlo por las dos caras con una cucharada de aceite y la salsa de soja, y rebozarlo con el sésamo.
- Poner el resto del aceite al fuego en una sartén y, cuando esté caliente, dorar los trozos de atún. El tiempo de cocción depende de cómo guste de cocido.
- Servir el atún bien caliente con el mango macerado por encima, muy frío. Si gusta se puede poner a la maceración un poco de jengibre rallado.

INDICACIONES:

> Se puede preparar la maceración con otro tipo de fruta como papaya o piña.

> El sabor de este plato es muy especial y refrescante.

CABALLAS MARINADAS

Dificultad: baja

Ingredientes

2 caballas individuales
    sin tripa, pero con
    la cabeza

Para la maceración

1 limón, el zumo
1 cebolla mediana pelada
    y cortada en láminas
    finas
1 zanahoria pelada y
    cortada en láminas finas
1 ramita de apio cortada
    en láminas finas
1 ramito de hierbas:
    1 hoja de laurel, 1 rama
    de tomillo y 2 ramas de
    perejil
300 ml de vino blanco
    seco
100 ml de vinagre
    de manzana
2 cucharadas de aceite
    de oliva
sal y pimienta molida

Preparación

- Mezclar todos los ingredientes de la maceración, junto con la sal y la pimienta, y repartir la mitad de la preparación en una fuente que pueda ir al horno, colocar las caballas encima y cubrirlas con el resto de la preparación.
- Cocer las caballas en el horno, ya caliente a 180 °C, unos 25 minutos.
- Las caballas se deben preparar con un mínimo de 6 horas antes de comerlas, y servirlas frías.

INDICACIONES:

> Se puede preparar el doble de cantidad, así se tienen hechas para servirlas pasados tres o cuatro días, ya que con más tiempo de maceración mejora su sabor.
> Estas caballas pueden sustituir el atún en conserva de una ensalada o de un plato frío.
> Con el mismo marinado también se pueden preparar sardinas, atún, truchas...

FRITTATA DE SALMÓN

Dificultad: baja

Ingredientes
250 g de salmón sin piel
  ni espinas, cortado en
  trozos no muy grandes
2 patatas medianas de la
  misma medida
2 huevos
150 ml de crema de leche
  o leche
1 cucharadita de café de
  perejil picado
sal, pimienta molida y
  nuez moscada rallada

Preparación

- Poner a cocer las patatas con piel al fuego en un recipiente hondo con agua fría. Cocerlas unos 15 minutos a partir de que arranque el hervor, y a continuación escurrirlas rápidamente. También se pueden cocer en el microondas, unos 10 minutos, con la piel pinchada. Una vez frías, pelar las patatas y cortarlas en rodajas.
- En un bol, batir los huevos con la crema de leche y condimentarlos con perejil, sal, pimienta y nuez moscada.
- Untar con mantequilla o aceite una fuente redonda de unos 22 centímetros de diámetro. Colocar en la base una capa de rodajas de patata, repartir por encima el salmón bien distribuido y el resto de las patatas. Cubrir con la mezcla de huevos y crema de leche.
- Cocer la frittata en el horno, ya caliente a 200°C, unos 25 minutos. Servirla caliente.

INDICACIONES:
> Se pueden aprovechar unas patatas ya cocidas anteriormente.
> Es un buen plato único acompañado de una ensalada verde.
> Este plato también queda muy bueno con pez espada o salmón congelado.

BRANDADA DE BACALAO EXPRÉS

Dificultad: baja-media

Ingredientes

200 g de recortes
de bacalao desalado,
pueden ser congelados
1 hoja de laurel
100 ml de aceite
1 diente de ajo pelado
y picado
½ bolsa de puré de
patata instantáneo
1 ramita de tomillo
150 ml de leche
8 pimientos del piquillo
escurridos
8 aceitunas negras con
hueso o 40 g de queso
rallado
sal y pimienta molida

Preparación

- En un cazo con agua suficiente para cubrirlo, cocer el bacalao con el laurel y el tomillo unos 5 minutos. Pasado el tiempo de cocción, escurrirlo bien y desmenuzarlo.
- Calentar el aceite con el ajo, debe cocer lentamente, para que este no se queme.
- Aparte poner a hervir la leche con poca sal y pimienta. Cuando hierva la leche, añadir los copos de patata y remover bien hasta obtener un puré; mejor que quede espeso. Retirar el puré del fuego y añadir el aceite, un poco caliente junto con el ajo y el bacalao. Remover hasta que esté todo bien mezclado.
- Abrir los pimientos y rellenarlos con la brandada, cerrarlos y colocarlos en una fuente, que pueda ir al horno si se quieren servir calientes, esparcir el queso por encima y gratinarlos al horno.
- Si se prefiere servirlos fríos, cubrir la base de la fuente con los pimientos del piquillo abiertos, repartir por encima la brandada y decorarla con las aceitunas.

INDICACIONES:

> Los recortes de bacalao siempre son más económicos que los trozos grandes, y si son congelados aun lo son más, y para preparar esta receta van mejor.

TEMPURA DE PESCADO

Dificultad: media

Ingredientes
1 calamar mediano limpio
  y cortado en rodajas
aceite de oliva refinado o
  de girasol

250 g de gambas o
  langostinos sin cabeza
  ni piel, pero con la cola
  (pueden ser congelados)
aceite de oliva refinado o
  de girasol

Preparar la tempura siguiendo los pasos de la página 129.

- Para la tempura de calamar, secar bien las rodajas de calamar y pasarlas por la pasta de la tempura. Ponerlas a freír de una en una, en pequeñas cantidades para que no se peguen al cocerlas. A medida que se vayan sacando de la sartén, ponerlas a escurrir en una rejilla. No añadir más rodajas a la sartén hasta que se hayan retirado todas las que se hayan frito.

- Para la tempura de gambas, secar bien las colas de las gambas y pasarlas por la pasta de tempura. Ponerlas en la sartén de una en una y freírlas siguiendo las mismas indicaciones que para el calamar.

INDICACIONES:
> Para que sea más fácil manejar lo que se está friendo, va muy bien utilizar unas pinzas largas.
> Es importante seguir las indicaciones para la fritura de las páginas 90-91.

CARNES BLANCAS: AVES, CONEJO Y CERDO

ESCALOPINES DE POLLO STROGONOFF

Dificultad: baja

Ingredientes

250 g de filetes de pollo
   (pueden ser de pechuga
   o de muslo)
200 g de champiñones
   u otras setas, limpias
   y cortadas en láminas
2 cucharadas de coñac
   u otro licor seco
75 ml de crema de leche
   para cocinar
½ cucharadita de café
   de páprika o pimentón
   dulce
½ cucharadita de café
   de perejil picado
4 cucharadas de aceite
   de oliva
sal y pimienta molida

Preparación

- Poner en una cazuela de fondo grueso 2 cucharadas de aceite. Cuando esté caliente, saltear los champiñones, salpimentarlos y dejar que cuezan hasta que se haya evaporado el líquido y retirarlos.
- En la misma cazuela, con el resto del aceite cocer los filetes de pollo salpimentados durante unos 8 minutos, seguidamente añadir el coñac y flamearlos.
- Una vez pasado el tiempo de cocción, añadir la crema de leche, los champiñones, la páprika y el perejil. Debe cocer un par de minutos más y ya están listos para servir.

INDICACIONES:
> Para hacer este plato se puede aprovechar la parte de pollo que menos guste porque queda muy tierno y apetitoso.

PECHUGAS DE POLLO EN ESCABECHE

Dificultad: baja

Ingredientes

2 pechugas de pollo
   limpias, sin hueso ni piel

Para el escabeche

1 cebolla pelada y cortada
   en láminas
2 dientes de ajo pelados
   y laminados
1 zanahoria pequeña
   pelada y cortada en
   bastoncitos
un poco de azafrán
1 hoja de laurel
75 ml de vinagre (mejor
   de manzana)
8 cucharadas de aceite
   de oliva
2 ramitas de perejil
sal y pimienta molida

Preparación

- Salpimentar las pechugas y ponerlas a cocer en una cazuela con 2 cucharadas de aceite unos 4 minutos, pero sin que lleguen a dorarse. Retirar las pechugas de la cazuela y cortarlas en rodajas gruesas.
- Para hacer el escabeche, rehogar la cebolla y el ajo a fuego lento en la misma cazuela. Cuando la cebolla esté reblandecida, añadir el azafrán, el laurel, el vinagre, la zanahoria y el resto del aceite. Salpimentarlo y dejarlo cocer unos 10 minutos más.
- Pasado este tiempo de cocción, poner las pechugas y dejarlas cocer en el escabeche otros 10 minutos.
- Poner el escabeche en la nevera durante 24 horas como mínimo antes de comerlo.
- Estas pechugas se sirven frías.

INDICACIONES:
> Mejora el escabeche cuando está hecho con dos o tres días de antelación. Bien tapado, puede conservarse en la nevera una semana. Es aconsejable preparar el doble y así ya está preparado para otro día.

ALITAS DE POLLO MACERADAS

Dificultad: baja

Ingredientes
6 alitas de pollo limpias

Para la maceración
40 g de almendra molida
3 cucharadas de aceite
  de oliva
la ralladura y el zumo
  de ½ limón
sal y pimienta molida

Preparación

- Mezclar bien los ingredientes de la maceración. Poner las alitas en un plato hondo y regarlas con la mezcla preparada, tapar el plato con film alimentario y ponerlo en la nevera durante 2 horas como mínimo.
- Pasado este tiempo, colocar las alitas en una fuente que pueda ir horno con una parte de la maceración.
- Encender el gratinador del horno y, cuando esté caliente, poner la fuente con las alitas en la parte baja del horno, lo más separadas posible del gratinador, para que las alitas se cuezan y doren a la vez. Cuando estén doradas de un lado, darles la vuelta, regarlas con el resto de la maceración y esperar a que se doren para sacarlas.
- Se deben servir calientes, y se pueden acompañar de arroz multiusos (véase la receta de la página 149).

INDICACIONES:
> La maceración se puede preparar de un día para otro.
> La grasa que sacan las alitas al cocerlas no es recomendable aprovecharla, pero el jugo sí. Sacar la grasa con una cuchara, porque como siempre flota, es fácil de retirar.

MUSLOS DE POLLO CON PATATAS

Dificultad: baja

Ingredientes
4 muslos de pollo limpios
300 g de patatas tiernas
 pequeñas y limpias
 (pero sin pelar)
2 dientes de ajo sin pelar
 y un poco aplastados
2 hojas de laurel
100 ml de vino blanco
75 g de chorizo cortado
 en dados (opcional)
2 cucharadas de aceite
sal y pimienta molida

Preparación
- Colocar los muslos de pollo en una fuente que pueda ir al horno con los ajos, el laurel, el aceite, el vino, ½ vaso de agua y las patatas cortadas por la mitad a lo largo.
- Poner la fuente en el horno, ya caliente a 200 ºC, unos 30 minutos. Seguidamente, darle la vuelta al pollo y a las patatas, añadir el chorizo y continuar la cocción unos 15 minutos más. Si se dora demasiado, tapar la fuente con papel de aluminio o de horno.

INDICACIONES:
> Se pueden poner patatas normales peladas y cortadas en dados.
> Es un plato único si se complementa con una ensalada.
> También se puede aprovechar para preparar el doble de cantidad y tenerlo a punto para otro día.

PICANTÓN CON HORTALIZAS

Dificultad: baja

Ingredientes

1 picantón (pollo
  pequeño) para dos
  personas partido de
  arriba abajo y pulido
½ limón
4 cebolletas tiernas
  peladas partidas por
  la mitad a lo largo
1 trozo de calabaza violín
  pelada y cortada
  en gajos
½ pimiento rojo cortado
  en tiras y limpio de
  pepitas
150 g de guisantes o
  habas (pueden ser
  congelados)
2 dientes de ajo pelados
  y laminados
1 vaso del líquido de la
  cocción de los guisantes
  o las habas
½ cucharadita de café
  de hierbas de Provenza
sal y pimienta molida

Preparación

- Cocer los guisantes o las habas en agua hirviendo y salada unos 5 minutos, escurrirlos rápidamente y reservar el líquido.
- En una fuente que pueda ir al horno, colocar los trozos de picantón con la parte de la piel hacia arriba, con una parte de las hierbas de Provenza y salpimentado.
- Poner a cocer el picantón en el horno, ya caliente a 200 °C, unos 20 minutos.
- Pasado este tiempo, repartir las hortalizas por la fuente alrededor del picantón, junto con el líquido de la cocción de los guisantes o las habas y el resto de las hierbas aromáticas y salpimentar.
- Volver a poner la fuente en el horno otros 20 a 25 minutos. Si el picantón no queda dorado, unos 5 minutos antes de terminar la cocción encender el gratinador.

INDICACIONES:

> Si se desea darle un sabor más exótico a este plato, se puede condimentar con un poco de curri.
> Las hortalizas pueden ser las que se tengan a mano.
> Se puede preparar el plato con dos cuartos de pollo.

CONEJO A LA MOSTAZA

Dificultad: media

Ingredientes

½ conejo pequeño
   o 2 muslos de conejo
2 cucharadas de mostaza
   fuerte o normal
1 cucharada de mostaza a
   la antigua
2 zanahorias medianas
   peladas y cortadas en
   rodajas o unas
   6 zanahorias baby
6 cebollas del platillo
   peladas
2 ramitas de tomillo
150 ml de vino blanco
   seco
100 ml de caldo de pollo
   preparado
1 cucharadita de postres
   de miel
25 g de mantequilla
100 ml de crema de leche
   para cocinar
2 cucharadas de aceite
   de oliva
sal y pimienta molida

Preparación

- En una fuente que pueda ir al horno poner el aceite, las hojas de tomillo y los trozos de conejo untados con las mostazas y salpimentados.
- Tapar la fuente y ponerla en el horno, ya caliente a 180 °C, unos 45 minutos. Pasado este tiempo de cocción, darle la vuelta al conejo y añadir las cebollas y las zanahorias. Tapar otra vez la fuente y continuar la cocción en el horno unos 30 minutos más. Si falta líquido, añadir un poco de agua o caldo.
- Para preparar la salsa, poner en un cazo el vino y el caldo con la miel y la mantequilla. Una vez se haya reducido a la mitad, añadir la crema de leche y el jugo de la cocción del conejo y dejarlo reducir unos 2 o 3 minutos más, hasta que la salsa esté ligada.
- Verter la salsa encima del conejo, tapar la fuente y ponerla en el horno otra vez unos 15 minutos más. Es importante servir el conejo caliente.

INDICACIONES:

> Este plato mejora si se prepara el día anterior, dejando los últimos 15 minutos de cocción para antes de servirlo.
> Es un plato ideal para doblar las cantidades y congelarlo para otro día.

CONEJO CON SALSA AVINAGRADA

Dificultad: baja

Ingredientes

½ conejo, puede ser
la parte inferior del
conejo (los muslos) o
bien cortado de arriba
a abajo, troceado
en pedazos no muy
grandes

1 cebolla mediana pelada
y picada o 2 cucharadas
de cebolla congelada

2 dientes de ajo pelados
y picados

100 ml de vinagre (puede
ser de vino, de jerez, de
manzana, balsámico...)

50 ml de vino blanco
seco

1 atadillo de hierbas
(laurel, tomillo y perejil)

1 cucharadita de fécula
de maíz (opcional)

2 cucharadas de aceite
de oliva

sal y pimienta molida

Preparación

- Salpimentar el conejo y ponerlo a dorar en una cazuela con el aceite. Una vez esté dorado, retirarlo y poner a cocer la cebolla lentamente hasta que empiece a dorarse; en este punto, añadir los ajos y unos 100 ml de agua caliente o caldo.
- Cuando el agua empiece a hervir, volver a poner el conejo en la cazuela, junto con el vinagre, el vino y el ramo de hierbas. Dejarlo cocer lentamente tapado, unos 50 minutos. Es mejor hacer la cocción en el horno, ya caliente a 170 °C. A media cocción, darle la vuelta al conejo.
- Si la salsa queda muy líquida, se puede diluir un poco de fécula en agua fría, sacar la salsa de la cazuela, agregar la fécula diluida a la salsa y dejar que arranque el hervor.
- Volver a verter la salsa encima del conejo y dejarlo cocer unos 10 minutos más, tapado para que no se evapore la salsa.
- Este plato se puede servir tanto caliente como frío.

INDICACIONES:

> Se puede preparar un conejo entero porque sale más económico, y la parte que sobra se puede congelar y así ya está preparado para otro día.
> El conejo si se deja reposar, una vez cocido, mejora como mínimo de un día para otro.

CONEJO AROMATIZADO CON SETAS

Dificultad: baja-media

Ingredientes
½ conejo cortado
  en dos trozos
250 ml de vino tinto
  de buena calidad
50 ml de coñac
1 cebolla media pelada
  y picada o 2 cucharadas
  de cebolla congelada
2 tomates maduros
  pelados y triturados
1 diente de ajo pelado
  y picado con unas hojas
  de perejil
200 g de setas limpias
  y troceadas (300 g si
  son congeladas)
harina
5 cucharadas de aceite
  de oliva
sal y pimienta molida

Preparación
- Salpimentar el conejo, enharinarlo y dorarlo en una cazuela que pueda ir al horno con las 3 cucharadas de aceite.
- Una vez dorado, retirarlo y rehogar la cebolla con el tomate a fuego lento 10 minutos. Añadir el vino y el coñac y dejarlos reducir un poco para que se evapore el alcohol. Volver a poner el conejo y rectificar de sal y pimienta, si hace falta.
- A parte, en una sartén con el resto del aceite, saltear las setas. Cuando empiece a evaporarse el líquido que desprenden, salarlas y añadir el ajo y el perejil. Retirarlas del fuego cuando se haya evaporado todo el líquido.
- Ponerlo a cocer en el horno, ya caliente, a 180 °C, unos 45 minutos. A media cocción darle la vuelta y añadir las setas. En caso de que se dore mucho el conejo, tapar la cazuela.
- Este plato se sirve caliente.

INDICACIONES:
> Se puede sustituir el conejo por pollo.
> Sale más a cuenta comprar un conejo entero, porque el trabajo a la hora de cocinarlo casi es el mismo, y así ya se tiene preparado para otro día o se puede congelar.

SOLOMILLO DE CERDO AROMATIZADO AL CAFÉ

Dificultad: baja

Ingredientes
1 solomillo de cerdo
de unos 400 g, cortado
en trozos pequeños
1 ramita de romero fresco

Para la maceración
2 cafés exprés fuertes
1 diente de ajo pelado
y picado
1 cucharadita de postres
de azúcar
1 pimiento rojo pequeño
sin semillas, cortado
muy pequeño (puede
ser picante)
sal y pimienta molida

Preparación
- Mezclar todos los ingredientes de la maceración y ponerlos a calentar sin que lleguen a hervir.
- Seguidamente, poner la carne en un plato hondo y verter la mezcla de la maceración por encima. Tapar el plato con film alimentario y dejarlo en la nevera 2 horas como mínimo.
- Pasado el tiempo de maceración, cocer el filete en una sartén a fuego medio durante unos 20 minutos. Mientras, ir agregando la maceración poco a poco. En el último momento añadir la ramita de romero fresco.

INDICACIONES:
> Se puede preparar el plato con otro tipo de carne de cerdo, pero el solomillo es siempre el que queda más tierno (si no se cuece más de la cuenta) y no lleva grasa.

ESCALOPES DE CERDO REBOZADOS CON AVELLANAS

Dificultad: baja

Ingredientes
4 escalopes de cerdo
aceite de oliva refinado

Para el rebozado
2 rebanadas de pan duro
  (mejor si es de cereales)
40 g de avellanas
  tostadas peladas
1 diente de ajo pelado
1 ramito de hierbas
  aromáticas: perejil,
  albahaca y cilantro
1 huevo
sal y pimienta molida

Preparación
- Triturar todos los ingredientes del rebozado, excepto el huevo. Batir el huevo aparte.
- Salpimentar los escalopes, pasarlos por el huevo batido y después por la mezcla triturada.
- En una sartén con aceite abundante y caliente, dorar los escalopes. Una vez dorados, dejarlos escurrir en una rejilla y servirlos rápidamente.

INDICACIONES:
> Las hierbas aromáticas se pueden variar, y las avellanas se pueden cambiar por almendras o pistachos.
> Para preparar una fritura correctamente, véanse las páginas 90-91.
> Se pueden acompañar los escalopes con una ensalada verde.

CARNE DE CERDO CON FRUTOS SECOS

Dificultad: baja

Ingredientes

1 trozo de carne de cerdo
de unos 500 g de la
parte de la espalda
para asar (sin atar)

50 g de frutos secos
entre piñones, nueces
y almendras mezclados

6 ciruelas con hueso

6 orejones de albaricoque

1 cucharada de pasas sin
pepitas

1 cucharada de miel

100 ml de jerez seco

100 ml de caldo de carne
o agua

1 hoja de laurel

2 cucharadas de aceite
de oliva

sal y pimienta molida

Preparación

- En una cazuela que pueda ir al horno, dorar la carne a fuego fuerte. Una vez dorada, salpimentarla.
- Cocer la carne en el horno, previamente calentado a 190 °C, unos 35 minutos, con la cazuela tapada.
- Pasado el tiempo de cocción, añadir la miel disuelta con el jerez y el resto de los ingredientes, excepto el caldo o agua. Dejarlo cocer unos 20 minutos más, con la cazuela tapada. En caso de que el asado quedase seco, añadir el caldo o agua.

INDICACIONES:

> La carne de la parte de la espalda siempre es más económica y más jugosa que la de la pierna.
> Se pueden sustituir los frutos secos por castañas asadas o congeladas. También se puede preparar la carne únicamente con ciruelas.

BROCHETAS DE LONGANIZA CON SALSA DE NARANJA

Dificultad: baja

Ingredientes
4 longanizas (embutido crudo magro) largas
unas hojas de lechuga o escarola limpias, escurridas y cortadas a la juliana

Para la maceración
unas hojas de albahaca o perejil picadas a la juliana
2 cucharadas de aceite de oliva

Para la salsa
2 cucharadas de salsa mayonesa
1 cucharada de zumo de naranja
1 cucharadita de café de sésamo negro

2 brochetas largas

Preparación
- Ensartar las longanizas en las brochetas de arriba abajo, para que no se curven cuando se estén cociendo (dos en cada brocheta).
- Ponerlas a macerar en una bandeja plana, regarlas con la maceración preparada con los ingredientes del apartado y dejarlas a temperatura ambiente durante 1 hora, tapadas.
- Preparar la salsa mezclando la mayonesa con la cucharada de zumo de naranja y el sésamo.
- Cocer las longanizas en la barbacoa o en el gratinador del horno unos 7 minutos por cada lado, depende de cómo gusten de cocidas.
- Servir las brochetas en dos platos con la ensalada a un lado aliñada con la salsa preparada.
- Servir rápidamente.

INDICACIONES:
> Este plato también queda muy bien con longanizas de pollo.

CARNES ROJAS: TERNERA Y CORDERO

CHULETA DE TERNERA O BUEY COCIDA AL PUNTO

Dificultad: baja

Ingredientes

1 chuleta de ternera
o buey de unos 600 g
2 ramitas de tomillo
deshojadas
2 ramitas de romero
deshojadas
1 cucharadita de postres
de granos de pimienta
variados picados
(no molidos)
1 cucharadita de café
de flor de sal

Preparación

- Mezclar el tomillo, el romero y las pimientas. Rebozar bien la chuleta con esta preparación, envolverla con film alimentario y dejarla reposar en la nevera de 8 a 10 horas.
- Preparar la barbacoa o el grill del horno. Desenvolver la chuleta y asarla unos 10 minutos por cada lado. El tiempo de cocción depende de si se prefiere sangrante o al punto.
- Una vez esté al gusto, poner la chuleta encima de un trozo de papel de aluminio, espolvorearla con la flor de sal. Para que quede más tierna envolverla con papel de aluminio y dejarla reposar unos 10 minutos más antes de servirla.

INDICACIONES:

> Se recomienda comer esta carne poco hecha para apreciar mejor su calidad.
> Para acompañarla, quedan muy bien unas patatas asadas al horno.
> Las chuletas de la parte delantera siempre son más tiernas, pero menos pulidas.

TERNERA AL HORNO CON CIRUELAS

Dificultad: baja

Ingredientes

1 trozo de ternera para
  asar de la parte de la
  espalda de unos 500 g
10 o 12 ciruelas (mejor
  si son con hueso)
75 ml de coñac o ron
2 cebollas peladas y
  cortadas en láminas
  finas (mejor si son rojas)
2 ramitas de tomillo
  fresco
2 cucharadas de aceite
  de oliva
sal y pimienta molida

Preparación

- Poner a remojar las ciruelas con el coñac. Dorar la carne a fuego vivo con el aceite. Una vez dorada, salpimentarla.
- En una fuente que pueda ir al horno, extender la cebolla y colocar encima la carne y las ramitas de tomillo.
- Poner la fuente en el horno, ya caliente a 170 °C, de 20 a 25 minutos, según lo grueso que sea el trozo de carne. Pasado este tiempo, dar la vuelta a la carne, añadir el coñac y las ciruelas y dejarla cocer otros 20 minutos más. Si falta líquido, se puede añadir un poco de agua caliente.
- Antes de cortar la carne, dejarla reposar unos 10 minutos tapada con papel de aluminio para que quede más tierna.

INDICACIONES:

> Para que la carne quede más tierna es mejor no atarla.
> Conviene recordar que la carne de la espalda es más tierna y más económica que la de la pierna, pero menos pulida.
> No se debe calcular el tiempo de cocción en función del peso de la pieza de carne, sino en función del grosor. También variará el tiempo de cocción según cómo guste de cocida.

JARRETE DE TERNERA CONFITADO

Dificultad: media

Ingredientes

2 trozos de jarrete de
  ternera de entre 250
  y 300 g cada uno
1 zanahoria pelada
  y cortada en trozos
  alargados
1 cebolla mediana pelada
  y cortada en láminas
  un poco gruesas
1 rama de apio (sin
  hojas) tierna y pequeña,
  cortada en trozos
1 diente de ajo pelado
  y picado
1 cucharada de miel
1 cucharada de mostaza
  a la antigua (opcional)
200 ml de caldo de carne
  o pollo
50 ml de jerez dulce
2 cucharadas de aceite
  de oliva
sal y pimienta molida

Preparación

- En una cazuela con el aceite caliente, dorar los trozos de jarrete, por los dos lados, a fuego vivo. Salpimentarlos.
- Una vez dorados, retirarlos y poner en la cazuela la zanahoria, la cebolla, el apio y el ajo y saltearlos unos 5 minutos.
- Retirar las hortalizas, volver a poner la carne en la cazuela, añadir el caldo caliente y el jerez y taparla.
- Cocer la carne en el horno, ya caliente a 160 °C, durante 1 hora y media.
- Retirar el líquido de la cocción y mezclarlo con la miel y la mostaza. Volver a poner la salsa en la cazuela, añadir las hortalizas y dejarlo cocer junto con la carne unos 15 minutos más.

INDICACIONES:
> Este plato mejora si se hace con antelación.
> Se puede preparar el doble de cantidad para congelar una parte. Se tarda casi el mismo tiempo en prepararla y ya se tiene para otro día.

ESCALOPINES DE TERNERA CON ACEITUNAS

Dificultad: baja

Ingredientes

250 g de bistecs de
ternera, de unos 75 g
cada uno, cortados finos

1 bote pequeño de
aceitunas rellenas
(mejor si son con
pimiento), escurridas

1 cebolla mediana pelada
y picada o 2 cucharadas
de cebolla congelada

1 diente ajo pelado y
picado o ½ cucharadita
de café de ajo picado
congelado

1 calabacín pequeño sin
pelar y cortado en dados
gruesos

2 hojas de albahaca
picadas (puede ser
albahaca congelada
o deshidratada)

harina

3 cucharadas de aceite
de oliva

sal y pimienta molida

Preparación

- Salpimentar y enharinar la carne.
- Poner una cazuela o sartén de fondo grueso al fuego con el aceite. Cuando el aceite esté caliente, dorar la carne. Una vez dorada, reservarla.
- En la misma cazuela o sartén, rehogar lentamente la cebolla y el ajo hasta que la cebolla empiece a dorarse.
- Una vez cocida la cebolla, añadir el calabacín, salpimentarlo y dejarlo rehogar unos 10 minutos. Pasado este tiempo, añadir los escalopines y las aceitunas, y continuar la cocción otros 5 minutos.
- Servir la carne bien caliente. Se puede preparar con antelación.

INDICACIONES:
> Si la carne es muy magra quedará más seca que si lleva un poco de grasa.
> También se puede preparar este plato con carne de cerdo.

CHULETAS DE CORDERO AL GRILL

Dificultad: baja

Ingredientes
6 chuletas de cordero
50 g de pan rallado
½ cucharadita de café de hojas
  de tomillo frescas
sal y pimienta molida

Preparación
- En un plato mezclar el pan rallado, la sal y la pimienta, y pasar las chuletas por la mezcla procurando que esta quede bien adherida a la carne.
- Poner las chuletas en la rejilla del horno, encender el gratinador y cocerlas al grill unos 5 minutos por cada lado, según gusten de cocidas. Poner una bandeja debajo con un poco de agua, para que recoja la grasa que desprendan.
- Servir las chuletas calientes acompañadas de unas judías verdes salteadas a la crema de ajo (véase la receta de la página 167).

INDICACIONES:
> Este plato se puede preparar con chuletas de cerdo.
> Para que no se ensucie el horno, se aconseja colocar debajo de la rejilla una bandeja con un poco de agua.

PALETILLA DE CORDERO CRUJIENTE

Dificultad: baja

Ingredientes
1 paletilla de cordero o de lechal,
  pequeña y entera
1 huevo
4 cucharadas de leche
2 cucharadas de harina
4 cucharadas de pan rallado
25 g de sésamo tostado
2 cucharadas de aceite de oliva
sal y pimienta molida

Preparación
- Batir el huevo en un bol y añadir la leche, la harina, el pan rallado y el sésamo.
- Poner la paletilla en un plato, untarla con aceite, salpimentarla y cubrirla con la preparación anterior.
- Pasar la paletilla a una fuente y asarla en el horno, precalentado a 190 ℃, unos 50 minutos. Darle la vuelta a media cocción. El tiempo de cocción depende de cómo hecha que se quiera la carne. Si se dora más de la cuenta, taparla con papel de aluminio.
- Antes de servir, dejarla reposar 5 minutos.

INDICACIONES:
> La paletilla debe estar entera, sin ningún corte.

PIERNA DE CORDERO ASADA CON PISTACHOS

Dificultad: baja

Ingredientes

1 pierna de cordero o de
lechal pequeña entera
50 g de pistachos salados
y pelados
8 albaricoques secos
2 ramitas de romero
2 cucharadas de miel
(mejor si es de romero)
2 cucharadas de aceite
de oliva
sal y pimienta molida

Preparación

- Con la ayuda de un cuchillo pequeño y afilado, hacer unas incisiones en la pierna e introducir en ellas los pistachos. Una vez hecha esta operación, untar la pierna con aceite y salpimentarla.
- Asar la pierna en el horno, ya caliente a 180 °C, unos 50 minutos. El tiempo de cocción dependerá de cómo guste de cocida. Unos 20 minutos antes de terminar la cocción, mezclar el resto del aceite con la miel, extender la mezcla por encima de la pierna y añadir los albaricoques y las ramitas de romero a la fuente. Tapar la pierna con papel de aluminio o de horno y terminar la cocción.
- Si se quiere la carne un poco más dorada, retirar el papel unos 5 minutos antes de retirarla del horno.
- Este plato se debe servir caliente.

INDICACIONES:
> Se pueden sustituir los pistachos por otro fruto seco o unas ramitas pequeñas de tomillo.
> Esta misma receta se puede preparar con un trozo de lomo de cerdo o una paletilla de cordero.

FILETE DE CORDERO RELLENO Y ASADO

Dificultad: media

Ingredientes

1 filete de cordero de
unos 300 g deshuesado
y bien abierto
75 g de hojas de
espinacas sin tallos
25 g de almendras
laminadas
2 hojas de albahaca
picadas
1 diente de ajo pelado y
picado muy pequeño
½ taza de café de vino
blanco seco
1 ramita de tomillo fresco
deshojado
2 cucharadas de aceite
de oliva
sal y pimienta molida

Preparación

- Poner a hervir las espinacas con media tacita de agua, tapadas, unos 3 minutos a fuego lento. Una vez cocidas, escurrirlas y trocearlas pequeñas.
- En una sartén pequeña sin aceite, dorar las almendras.
- Mezclar las espinacas, la albahaca, el ajo y las almendras.
- Abrir bien el filete, salpimentarlo y espolvorearlo con el tomillo. Extender encima el relleno de espinacas, enrollar bien la carne para que no salga el relleno y atarla con hilo de cocina o de algodón.
- En una cazuela que pueda ir al horno calentar el aceite. Dorar el filete a fuego fuerte y salpimentarlo por encima.
- Asar el filete en el horno, ya caliente a 190 °C, 8 minutos por un lado; darle la vuelta, regarlo con el vino y dejarlo cocer otros 8 minutos.
- Una vez asado el filete, retirarlo y colocarlo en una bandeja de servir. Sacar la grasa de la cazuela, añadir un poco de agua y dejar reducir el líquido en el fuego. Regar con él la carne antes de servirla muy caliente.

INDICACIONES:

> El filete de cordero es muy tierno y casi no lleva grasa.

POSTRES

MELOCOTONES ASADOS CON CRUMBLE DE GALLETAS

Dificultad: baja

Ingredientes (2 personas)
3 melocotones de viña
60 g de galletas maría
   tradicionales ralladas
50 g de mantequilla fría
60 g de azúcar

Preparación

- Cortar los melocotones de arriba abajo hasta llegar al hueso, cogerlos con las dos manos y hacer el gesto de desenroscar hasta que se separen las dos partes. Retirar el hueso de la parte en la que ha quedado.
- En un bol, poner las galletas ralladas, la mantequilla y la mitad del azúcar y trabajar los ingredientes con las puntas de los dedos, como si se pellizcaran, hasta que quede una mezcla parecida al serrín (no compacta). Dejarla reposar unos 30 minutos en la nevera.
- Colocar los medios melocotones en una fuente, rellenar el hueco de los huesos con la preparación anterior y espolvorearlos con el resto del azúcar.
- Poner a cocer la fuente en el horno, ya caliente a 180 °C, unos 30 minutos.
- Estos melocotones deben servirse a temperatura ambiente, ni calientes ni fríos.

INDICACIONES:
> Para hacer este postre los melocotones deben estar duros, pero no verdes.
> Las galletas pueden ser un resto que haya sobrado, da lo mismo si no son marías.

RODAJAS DE PIÑA CON PIÑONES Y HELADO

Dificultad: baja

Ingredientes (2 o 4 personas)
4 rodajas de piña en conserva al natural, escurridas, también pueden ser frescas
25 g de piñones
2 bolas de helado de vainilla
30 g de mantequilla
30 g de azúcar

Preparación
- En una sartén, dorar los piñones (sin mantequilla) y retirarlos.
- Poner en la misma sartén la mantequilla y el azúcar hasta que el azúcar empiece a coger color. En este punto añadir las rodajas de piña y dejar que doren un par de minutos por cada lado.
- Retirar las rodajas de piña de la sartén y colocarlas en dos platos o en una bandeja. Regarlas con el jugo de la sartén, poner una bola de helado en el centro y espolvorear por encima los piñones.
- Servir los platos rápidamente.

INDICACIONES:
> Este postre se puede hacer de la misma forma cambiando la piña por melocotones o albaricoques.

GAZPACHO DE SANDÍA CON FRESONES

Dificultad: baja

Ingredientes (más de 2 personas)
¼ de sandía sin corteza ni pepitas, cortada en dados
250 g de fresones limpios
50 ml de zumo de limón
75 g de azúcar
unas hojas de menta fresca para decorar

Preparación
- Triturar los dados de sandía con los fresones, el zumo de limón y el azúcar.
- Dejar reposar el gazpacho en la nevera como mínimo 24 horas.
- Servirlo frío en vasos de cristal, con las hojas de menta para decorar.

INDICACIONES:
> Este gazpacho se puede acompañar con una cucharada de helado de vainilla o turrón.
> Es un postre muy refrescante.

ALMENDRADOS CON FRESONES

Dificultad: baja

Ingredientes
(2 o 4 personas)

8 almendrados o galletas
de almendra grandes

12 fresones medianos,
si es posible de la misma
medida

100 ml de nata líquida
para montar
(más de 33% de MG)

2 cucharadas de queso
mascarpone
o queso crema tipo
Philadelphia®

Preparación

• En un bol, montar la nata con un batidor manual o
eléctrico. Debe quedar ligeramente montada, no muy
densa.

• Poner el queso en otro bol e ir añadiendo la nata poco
a poco para que no se licúe, con un batidor manual.

• Limpiar los fresones, secarlos y retirarles la parte verde.
Seguidamente partirlos por la mitad de arriba abajo.

• Raspar la parte superior de cuatro almendrados para
que al darles la vuelta queden estables en el plato.

• Repartir la mezcla de nata y queso encima de estos almendrados puestos del revés, colocar sobre la mezcla
los fresones boca abajo, con la punta hacia fuera, que
se vea, en forma de flor, y taparlos con los otros cuatro
almendrados.

INDICACIONES:

> Es un postre muy fácil de hacer y que siempre
queda bien.

> Se puede tener la crema de nata y queso ya pre-
parada, los fresones limpios y la mitad de los almendrados rascados, pero es importante montar
el postre en el último momento.

CRUMBLE DE KIWI Y PLÁTANO

Dificultad: baja-media

Ingredientes
2 kiwis grandes pelados
y cortados en rodajas
1 plátano pelado
y cortado en rodajas
50 g de azúcar
30 g de mantequilla
un poco de jengibre
rallado
½ cucharadita de canela
en polvo
el zumo de 1 limón

Para el crumble
75 g de almendra rallada
25 g de coco rallado
50 g de harina
100 g de mantequilla fría
75 g de azúcar

*1 fuente rectangular
de unos 20 cm de largo
que pueda ir al horno*

Preparación
- Preparar un caramelo con el azúcar y la mantequilla. Aparte, mezclar el jengibre con la canela.
- Colocar las rodajas de kiwi y plátano alternativamente en la fuente, verter por encima el caramelo preparado y espolvorearlo con la mezcla de jengibre y canela.
- En un bol, poner todos los ingredientes del crumble y trabajarlos pellizcándolos con la punta de los dedos, hasta conseguir que quede una mezcla en forma de grumos pequeños, pero no compactos.
- Esparcir el crumble por encima de la fruta.
- Poner la bandeja en el horno, ya caliente a 180 ºC, durante unos 40 minutos. Este postre mejora si se sirve tibio.

INDICACIONES:
> Este crumble se puede preparar con otras frutas, como manzanas y peras.
> El crumble es un postre en que la pasta siempre debe ser en forma de grumos que se esparcen por encima de alguna fruta. Para conseguir formar los grumos, la mantequilla debe estar muy fría.

TARTA ELEONORA

Dificultad: baja

**Ingredientes
(más de 4 personas)**

1 rollo de pasta de
hojaldre preparada
rectangular

6 manzanas reineta o
golden medianas y no
muy maduras

50 g de azúcar

½ vaina de vainilla

½ limón, el zumo

150 g de azúcar glas

60 g de mantequilla

1 bandeja del horno

Preparación

* Pelar dos manzanas, retirar el corazón, cortarlas en trozos y ponerlas al fuego en un cazo con el azúcar normal, la vainilla, el zumo de limón, la mantequilla y dos cucharadas de agua fría. Cocerlas durante unos 15 minutos a fuego lento con el cazo tapado. Pasado el tiempo de cocción, escurrirlas bien y triturarlas si es necesario.
* Colocar la pasta de hojaldre en la bandeja forrada con el papel en que va envuelta la pasta.
* Repartir la compota en el centro de la masa, dejando un margen de unos 2 centímetros alrededor.
* Pelar el resto de las manzanas, sacarles el corazón y cortarlas en ocho gajos. Colocar los gajos encima de la compota formando circunferencias, hasta que cubran toda la base.
* Poner a cocer la tarta en el horno, ya caliente a 190 °C, de 20 a 25 minutos. Unos 5 minutos antes de terminar la cocción, espolvorear la tarta con el azúcar glas y continuar la cocción para que se dore un poco.
* Esta tarta se sirve caliente o a temperatura ambiente. No se debe poner en la nevera porque pierde sabor y se reblandece.

INDICACIONES:
> Es importante utilizar manzanas golden o reineta para hacer esta tarta, porque las de otras variedades desprenden mucho líquido y reblandecen la pasta de hojaldre.
> Tampoco no se puede preparar con mucha antelación porque se reblandece la pasta.

PLUMCAKE DE LIMÓN

Dificultad: baja

Ingredientes
(más de 6 personas)
la ralladura de 1 limón
100 g de mantequilla
  reblandecida
  (no líquida)
100 g de azúcar
3 huevos
50 g de limón confitado
  cortada en dados
  pequeños (opcional)
200 g de harina
75 g de almendras
  laminadas
1 cucharada de levadura
  química
2 cucharadas de
  limoncello (licor de
  limón)

1 molde de plumcake
mediano

Preparación
- En un bol mezclar con un batidor (puede ser eléctrico) la mantequilla con el azúcar; una vez bien mezclados, añadir los huevos de uno en uno, batiéndolos cada vez. Seguidamente añadir el resto de los ingredientes, para que quede más esponjoso es mejor removerlos con un batidor manual.
- Verter la preparación en el molde y ponerla en el horno, ya caliente a 170 °C, unos 50 minutos.

INDICACIONES:
> Se puede sustituir el limón por naranja.
> Es ideal para desayunos o meriendas.
> Se puede conservar varios días fuera de la nevera.

YOGUR HELADO

Dificultad: baja

Ingredientes
1 yogur griego
1 clara de huevo
1 cucharada de azúcar
1 cucharada de caramelo líquido

2 vasos o terrinas individuales

Preparación
- Montar la clara a punto de nieve. Cuando esté a medio montar, añadirle poco a poco el azúcar.
- Mezclar la clara y el yogur, con una espátula, haciendo movimientos envolventes para que la clara no baje.
- Repartir la mezcla en vasos anchos y bajos, taparla con film alimentario y ponerlos en el congelador como mínimo unas 2 horas.
- Antes de servir, decorarlo con un poco de caramelo por encima.

INDICACIONES:
- > Este es un postre que siempre se puede tener preparado en el congelador.
- > También es una manera de reciclar claras de huevo.
- > Se puede acompañar el helado con fresones, fresitas u otra fruta.

PASTEL DE CHOCOLATE FONDANT

Dificultad: baja

Ingredientes: (más de 4 personas)
250 g de chocolate con un 70 % de cacao
125 g de mantequilla reblandecida
   + 20 g para untar
125 g de azúcar
4 huevos
100 g de harina
100 g de gotas de chocolate

1 molde redondo de unos 20 o 22 cm de diámetro untado con mantequilla

Preparación
- En un bol, poner el chocolate con la mantequilla y fundirlos en el microondas o al baño maría.
- Una vez fundido el chocolate, batirlo y añadir, en este orden, el azúcar, los huevos de uno en uno, la harina y las gotas de chocolate, y verter la preparación en el molde.
- Cocerlo en el horno, ya caliente a 180 °C, de 25 a 30 minutos. Una vez frío, desmoldarlo; se puede espolvorear por encima con azúcar glas o cacao.

INDICACIONES:
- > Para que quede como un *coulant* debe hornearse solo 20 minutos.

PASTEL DE NARANJA Y AZAFRÁN

Dificultad: media

**Ingredientes
(más de 4 personas)**

1 naranja
la ralladura y el zumo
  de 1 naranja
un poco de azafrán
  en polvo
150 g de queso fresco
  (puede ser bajo
  en grasa)
150 g de azúcar
3 huevos
150 g de harina
1 cucharada de levadura
  química
30 g de corteza de
  naranja confitada
  cortada en dados

*1 molde redondo de unos
22 cm de diámetro,
mejor si es de silicona*

Preparación

- En un bol batir el queso con 100 gramos de azúcar. Seguidamente, ir incorporando los huevos de uno en uno. Para esta preparación se puede utilizar batidor eléctrico.

- Añadir la harina con la levadura, la ralladura de naranja y la naranja confitada hasta obtener una textura homogénea. Para que no pierda volumen la preparación anterior, utilizar un batidor manual.

- Forrar la base del molde con papel de horno. Cortar la segunda naranja en rodajas lo más finas posible y colocarlas en la base del molde. Extender encima la preparación hecha.

- Poner el molde en el horno, ya caliente a 180 °C, unos 30 minutos. Cuando el pastel esté cocido, retirarlo del horno.

- Aparte, calentar el zumo de naranja con el azafrán y el azúcar reservado. Cuando el azúcar se haya disuelto, esparcirlo por encima del pastel y dejar que lo vaya absorbiendo. Una vez absorbido el líquido desmoldar el pastel y ponerlo en la nevera.

- Este pastel es mejor hacerlo de un día para otro y conservarlo en la nevera.

INDICACIONES:
> Es un pastel muy refrescante, y el azafrán le da un sabor especial.

MI-CUITS DE CHOCOLATE

Dificultad: baja-media

Ingredientes
(más de 4 personas)

150 g de chocolate con
    un 70% de cacao
50 g de mantequilla
    + 30 g para untar
    los moldes
3 huevos (las yemas
    y las claras separadas)
75 g de azúcar
50 g de fécula de maíz
    (maicena)

6 flaneras individuales

Preparación

- Fundir el chocolate con la mantequilla al baño maría o en el microondas.
- En un bol, batir las yemas de huevo con el azúcar hasta que queden espumosas. En otro bol, montar las claras a punto de nieve.
- Mezclar el chocolate fundido con la mezcla de yemas de huevo. Seguidamente, añadir la fécula y las claras montadas, con mucha precaución para que no pierdan volumen.
- Untar bien los moldes con la mantequilla y, para que quede prendida, dejarlos unos 10 minutos en el congelador, repartir en ellos la preparación y ponerlos en el congelador como mínimo unas 2 horas.
- Sacar los moldes del congelador y ponerlos en el horno, ya caliente a 200 ºC, de 10 a 12 minutos, según lo grandes que sean las flaneras.
- Para desmoldar los *mi-cuits*, poner los moldes boca abajo en los platos de servir y dejar que los *mi-cuits* bajen por sí solos. Servirlos tibios.

INDICACIONES:

> Las claras se pueden montar con batidor eléctrico, el resto es aconsejable hacerlo con un batidor manual para que no bajen.
> Los *mi-cuits* o *coulants* se pueden tener preparados y congelados con mucha antelación.

PASTEL DE MANZANAS RALLADAS

Dificultad: baja

Ingredientes
(más de 4 personas)
3 manzanas, mejor si son
   golden
la ralladura y el zumo
   de 1 limón
125 g de azúcar
125 g de mantequilla
   reblandecida
3 huevos
200 g de harina
1 cucharada de levadura
   química
1 cucharadita de café
   de canela en polvo
azúcar glas para
   espolvorear

1 molde redondo de
   24 cm de diámetro,
   mejor si es de silicona

Preparación
- Pelar las manzanas, rallarlas y regarlas con el zumo de limón para que no se ennegrezcan.
- En un bol, mezclar el azúcar con la mantequilla con la ayuda de un batidor. Seguidamente añadir los huevos de uno en uno, la harina con la levadura incorporada, la canela y, por último, la manzana rallada.
- Si el molde no es de silicona, untarlo con un poco de mantequilla y volcar en él la preparación.
- Cocer el pastel en el horno, ya caliente a entre 170 y 175 °C, unos 40 minutos.
- Cuando esté un poco frío desmoldarlo. Se puede conservar en la nevera varios días.

INDICACIONES:
> Para hacer este pastel va muy bien reciclar las manzanas que empiezan a estropearse.
> Es ideal para desayunos y meriendas.
> El azúcar, la mantequilla y los huevos se pueden trabajar con el batidor eléctrico, pero al mezclar el resto de los ingredientes debe utilizarse un batidor manual para que no baje de volumen.

ÍNDICE DE RECETAS

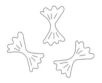

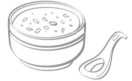

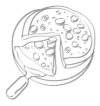

TARTAS, PIZZAS Y OTRAS BASES DE PAN

ARROZ

TUBÉRCULOS Y LEGUMBRES

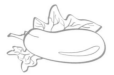

VERDURAS Y HORTALIZAS

HUEVOS

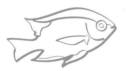

PESCADOS Y MARISCOS

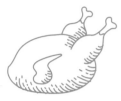

CARNES BLANCAS: AVES, CONEJO Y CERDO

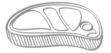

CARNES ROJAS: TERNERA Y CORDERO

POSTRES